写真 と イラスト で理解を深める

スタートアップ
ペリオドントロジー

編著　髙山忠裕　佐藤秀一

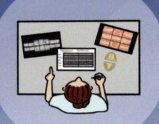

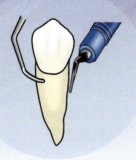

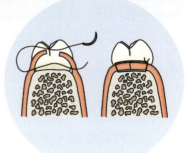

目　次

Chapter Ⅰ　歯周治療で使用する器具・材料　　5

1｜歯周治療で使用する器具・材料　　6

　｜付録：模型仕様　　18

Chapter Ⅱ　検査　　23

1｜歯周組織の解剖・組織
——歯周治療用模型の観察　　24

Chapter Ⅲ　歯周基本治療　　41

1｜口腔清掃状態の確認
プラークコントロールレコードの測定　　42

2｜ペリオドンタルインスツルメンテーション
１．プロービング　　44
２．スケーリング・ルートプレーニング　　46
３．シャープニング　　76

3｜歯周基本治療
暫間固定　　80

Chapter Ⅳ　歯周外科治療　　91

1｜**縫合**
——ペリオドンタルスーチャリング　　92

2｜切除療法
歯肉切除術・歯肉整形術　　126

3｜組織付着療法
フラップ手術・歯肉剥離掻爬術
——ウィドマン改良フラップ手術　Modified Widman Flap（MWF）　　132

　プラス*α*：ディスタルウェッジ手術（36 遠心）　*146*

4 組織付着療法
フラップ手術・歯肉剥離掻爬術
——斜切痕・口蓋裂溝への対応 ··· *154*

5 組織付着療法
フラップ手術・歯肉剥離掻爬術
——ウィドマン改良フラップ手術　Modified Widman Flap（MWF）

歯周組織再生療法
骨移植術
——47 遠心：垂直性骨欠損（3壁性）·· *160*

6 歯周組織再生療法
歯周組織再生誘導（GTR）法
——24 遠心：垂直性骨欠損（2＋3壁性）

根分岐部病変の治療
歯周組織再生誘導（GTR）法
——27 頬側：根分岐部病変（Lindhe の分類2度）

トライセクション
——26 頬側〜近心：根分岐部病変（Glickman の分類4級）····················· *168*

7 歯周組織再生療法
エナメルマトリックスタンパク質を応用した手術法
線維芽細胞増殖因子（FGF-2）製剤を応用した手術法
——27 遠心：垂直性骨欠損（3壁性）

根分岐部病変の治療
ルートリセクション／トライセクション
——26 頬側〜遠心根分岐部病変（Lindhe の分類3度）／
　　26 遠心：垂直性骨欠損（1壁性）（ヘミセプター状）·················· *178*

8 歯周組織再生療法
エナメルマトリックスタンパク質を応用した手術法
線維芽細胞増殖因子（FGF-2）製剤を応用した手術法
——17 遠心：垂直性骨欠損（2＋3壁性）／ 16 遠心：垂直性骨欠損（2壁性）

根分岐部病変の治療
歯周組織再生誘導（GTR）法
——16 頬側：根分岐部病変（Lindhe の分類2度）·· *190*

プラスα：GTR 法（16-17）　*198*

9 歯周形成手術
小帯切除術 ··· *204*

10 歯周形成手術
遊離歯肉移植術 ·· *208*

3

11 歯周形成手術
歯肉結合組織移植術 ⎯⎯⎯⎯⎯⎯⎯⎯⎯⎯⎯⎯⎯⎯⎯⎯⎯⎯⎯⎯ 218

プラスα：歯槽堤増大術（12相当部）　227

12 歯周形成手術
歯肉弁側方移動術 ⎯⎯⎯⎯⎯⎯⎯⎯⎯⎯⎯⎯⎯⎯⎯⎯⎯⎯⎯⎯⎯⎯⎯ 232

13 補綴前処置
歯冠長延長術・クラウンレングスニング
⎯⎯生物学的幅径（骨縁上組織付着）の回復 ⎯⎯⎯⎯⎯⎯⎯⎯⎯⎯ 238

14 ＜参考＞
豚顎実習
⎯⎯ウィドマン改良フラップ手術，エナメルマトリックスタンパク質を応用した手術法，
　　FGF-2製剤を応用した手術法，歯周組織再生誘導（GTR）法，歯肉弁根尖側移動術 ⎯⎯⎯⎯ 248

Chapter Ⅴ　歯周病の分類・診断 ⎯⎯⎯⎯⎯⎯⎯⎯⎯ 267

歯周病の分類（2006年日本歯周病学会，1999年米国歯周病学会）⎯⎯⎯⎯ 268

歯周病の新分類（2018年米国歯周病学会／欧州歯周病連盟）⎯⎯⎯⎯⎯⎯ 270

歯周病の新分類の特徴と対応のポイント ⎯⎯⎯⎯⎯⎯⎯⎯⎯⎯⎯⎯⎯⎯ 271

新分類における「健康な歯周組織」⎯⎯⎯⎯⎯⎯⎯⎯⎯⎯⎯⎯⎯⎯⎯⎯ 272

新分類における「歯肉炎」⎯⎯⎯⎯⎯⎯⎯⎯⎯⎯⎯⎯⎯⎯⎯⎯⎯⎯⎯⎯ 273

新分類における「歯周炎」⎯⎯⎯⎯⎯⎯⎯⎯⎯⎯⎯⎯⎯⎯⎯⎯⎯⎯⎯⎯ 274

歯周病診断（1歯単位での診断）⎯⎯⎯⎯⎯⎯⎯⎯⎯⎯⎯⎯⎯⎯⎯⎯⎯ 275

歯周病診断（個人レベルでの診断）⎯⎯⎯⎯⎯⎯⎯⎯⎯⎯⎯⎯⎯⎯⎯⎯ 276

歯周病治療の進め方 ⎯⎯⎯⎯⎯⎯⎯⎯⎯⎯⎯⎯⎯⎯⎯⎯⎯⎯⎯⎯⎯⎯ 277

付録：歯周病を学ぶ上で知っておきたい論文 ⎯⎯⎯⎯⎯⎯⎯⎯⎯⎯⎯⎯ 278

Chapter Ⅵ　歯科医師国家試験臨床実地問題 ⎯⎯⎯ 281

索引 ⎯⎯⎯⎯⎯⎯⎯⎯⎯⎯⎯⎯⎯⎯⎯⎯⎯⎯⎯⎯⎯⎯⎯⎯⎯⎯⎯⎯ 288

巻末言 ⎯⎯⎯⎯⎯⎯⎯⎯⎯⎯⎯⎯⎯⎯⎯⎯⎯⎯⎯⎯⎯⎯⎯⎯⎯⎯⎯ 290

執筆者一覧 ⎯⎯⎯⎯⎯⎯⎯⎯⎯⎯⎯⎯⎯⎯⎯⎯⎯⎯⎯⎯⎯⎯⎯⎯⎯ 291

Chapter

I

歯周治療で使用する器具・材料

1 歯周治療で使用する器具・材料

【歯周プローブ】（YDM）

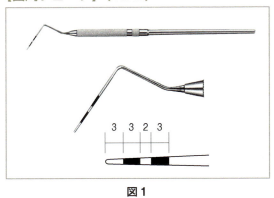

図1

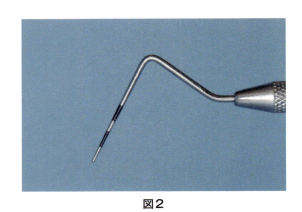

図2

【歯周プローブ】（YDM）

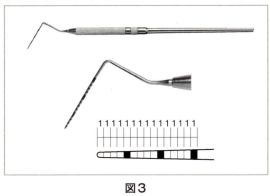

図3

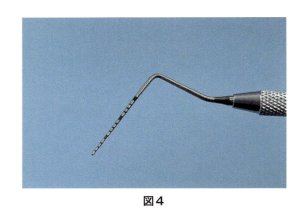

図4

【規格荷重プローブ】（YDM）

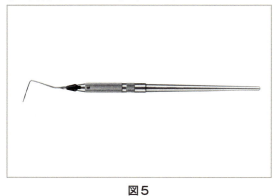

図5

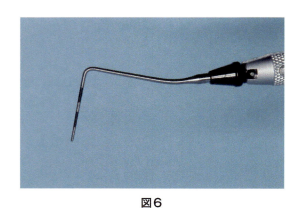

図6

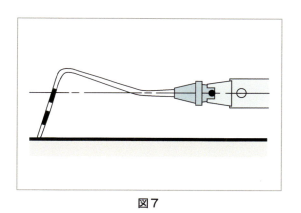
図7

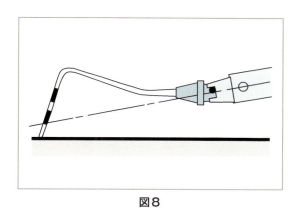
図8

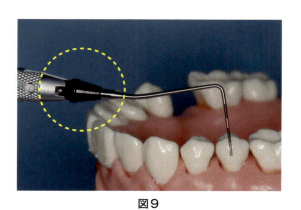
図9

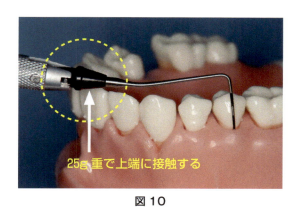
図10

【ファーケーションプローブ】（YDM）

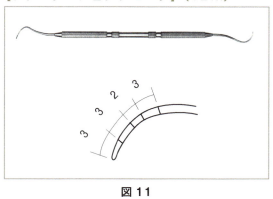
図11

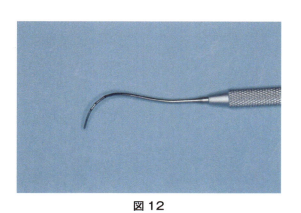
図12

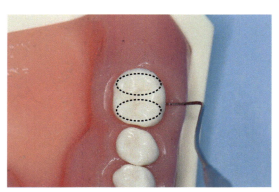
図13　下顎左側第一大臼歯頰側.

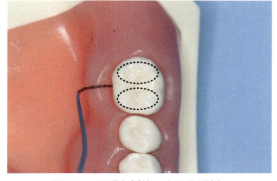
図14　下顎左側第一大臼歯舌側.

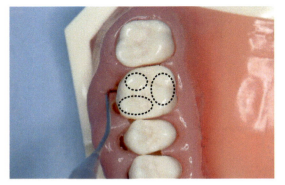
図15 上顎左側第一大臼歯頬側.

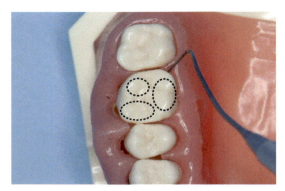
図16 上顎左側第一大臼歯遠心.

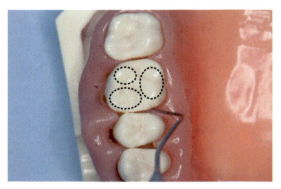
図17 上顎左側第一大臼歯近心.

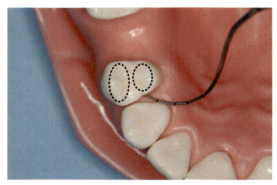
図18 上顎左側第一小臼歯近心.

【Crane-Kaplan のポケットマーカー】

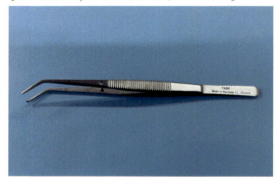
図19

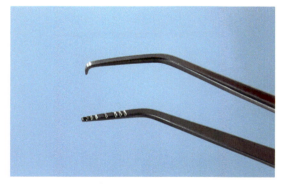
図20 内側に目盛りが刻まれている.

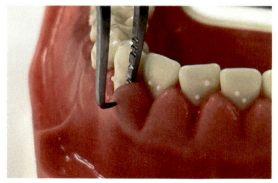
図21 主に歯肉切除術で使用する．ポケット底の位置を印記することができる.

【替刃メス】（FEATHER®）

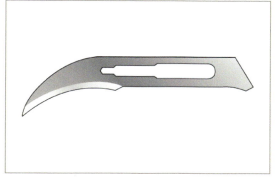

図22　No.12.

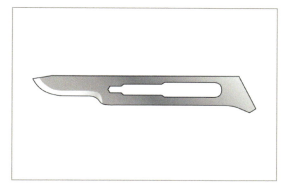

図23　No.15.

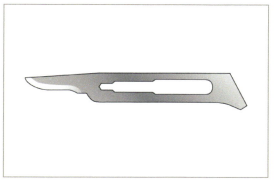

図24　No.15C.

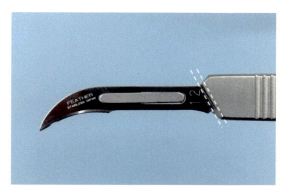

図25　スレッドの方向を合わせて装着する．

【替刃メス：マイクロサージェリー用】（FEATHER®）

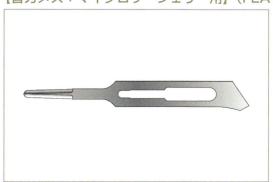

図26　No.390.

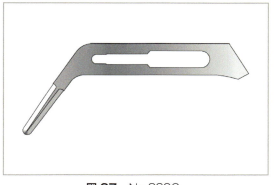

図27　No.390C.

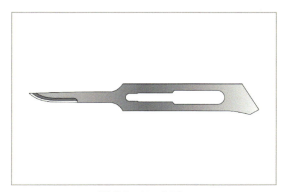

図28　No.350.

【替刃メスハンドル】(YDM)

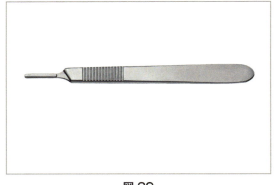

図29

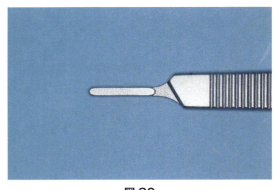

図30

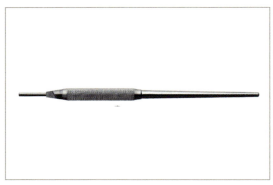

図31

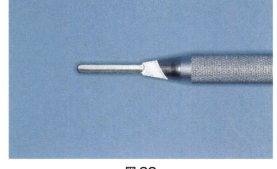

図32

【オルバンメス】(YDM)

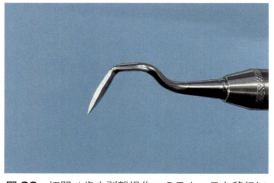

図33 切開⇒歯肉剥離操作へのスムースな移行に役立つ．

【カークランドナイフ】

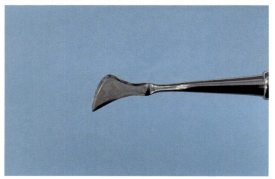

図34

【骨膜剥離子】(YDM)

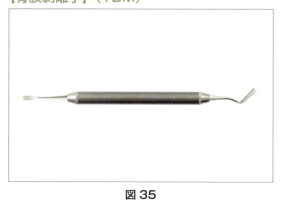

図35

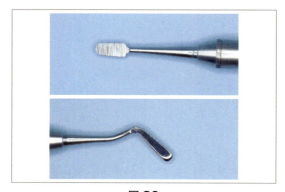

図36

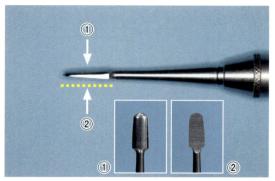

図37　フラットな面（②）を骨側にする.

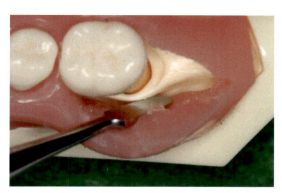

図38

【鎌形（シックル）スケーラー】（YDM）

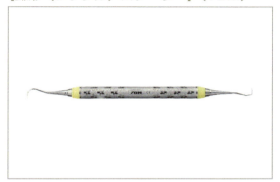

図39　＊両刃．＜用途＞歯肉縁上スケーリング．

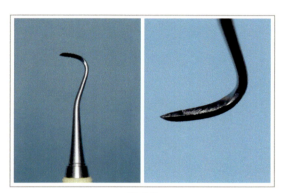

図40

【グレーシースケーラー】（YDM）

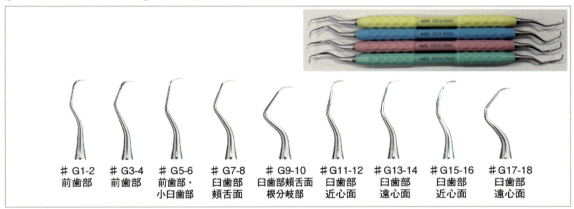

＃G1-2　＃G3-4　＃G5-6　＃G7-8　＃G9-10　＃G11-12　＃G13-14　＃G15-16　＃G17-18
前歯部　前歯部　前歯部・　臼歯部　臼歯部頰舌面　臼歯部　臼歯部　臼歯部　臼歯部
　　　　　　　小臼歯部　頰舌面　根分岐部　　近心面　遠心面　近心面　遠心面

図41　＊片刃．＜用途＞歯肉縁上・縁下スケーリングおよびルートプレーニング．

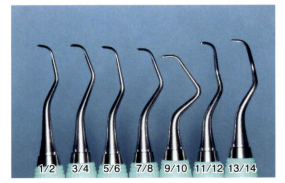

図42　側方面観．

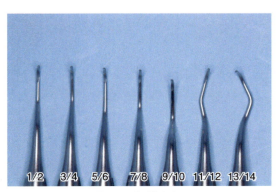

図43　切端方向．

【ユニバーサル型スケーラー】（YDM）

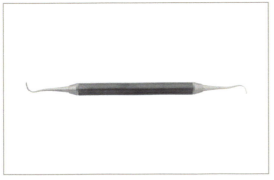

図44　＊両刃．＜用途＞外科用鋭匙としても使用可（炎症性肉芽除去など）．

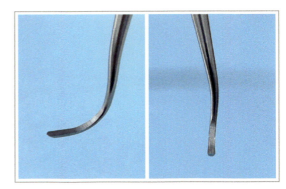

図45

【砥石（シャープニングストーン）】（YDM）

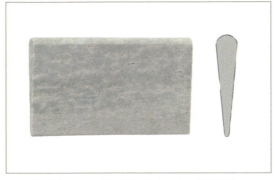

図46　アーカンサスストーン（天然石）．

【テストスティック】（YDM）

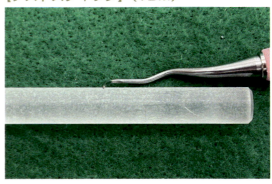

図47　スケーラーの研磨の程度をチェックする．

【骨ヤスリ・ファイル】（YDM）

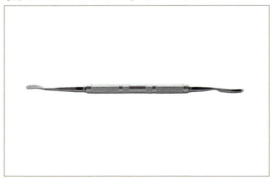

図48

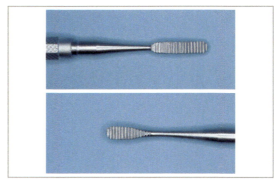

図49

【骨ノミ・チゼル】（YDM）

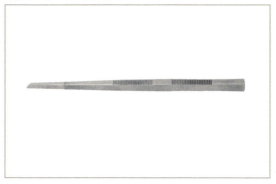

図50

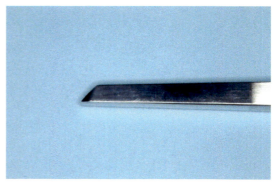

図51

【ボーンスクレーパー】(YDM)

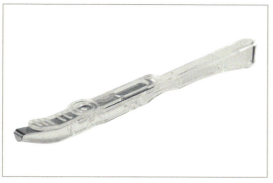

図52

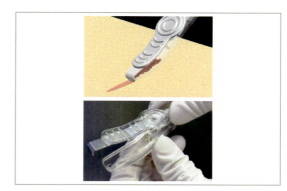

図53

【ティッシュプライヤー有鉤】(YDM)

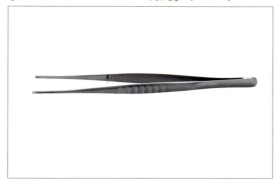

図54

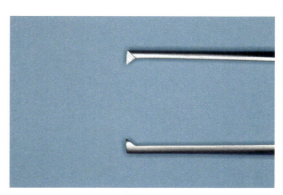

図55

【ティッシュプライヤー無鉤】(YDM)

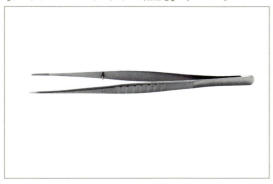

図56

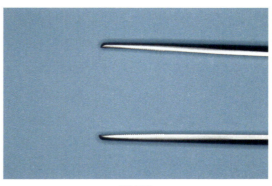

図57

【コーンプライヤー】(YDM)

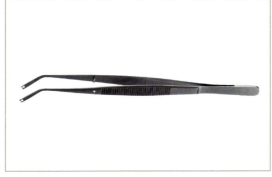

図58　＜用途＞GTR膜の把持・移植片の把持.

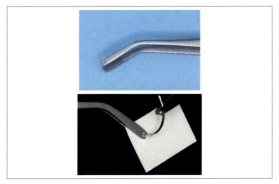

図59

【糸切りハサミ】（YDM）

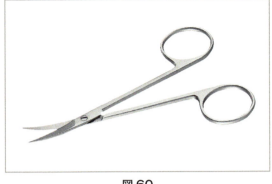

図60

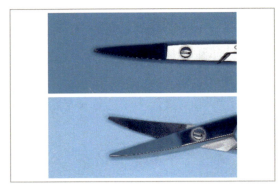

図61

【歯肉ハサミ：ラグランジュ】（YDM）

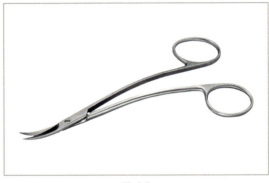

図62

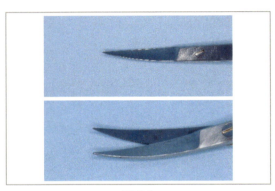

図63

【持針器：ヘガールタイプ】（YDM）

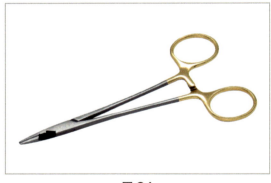

図64

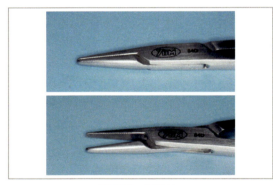

図65　超硬付.

【持針器：カストロビージョタイプ】（YDM）

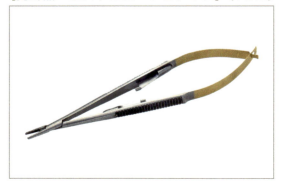

図66

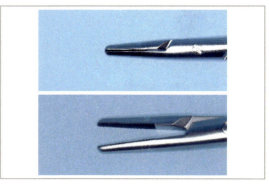

図67　超硬付.

【持針器：マチュータイプ】（YDM）

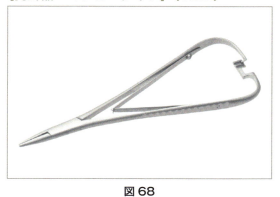

図68　　　　　　　　　　図69

【縫合糸：シルク】（MANI）

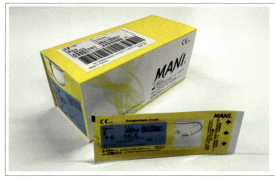
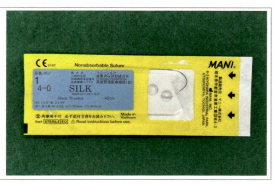

図70　非吸収性・ブレイドタイプ・マルチフィラメント．プラークが付着しやすい・安価である・操作性○．

【縫合針の彎曲】（MANI）

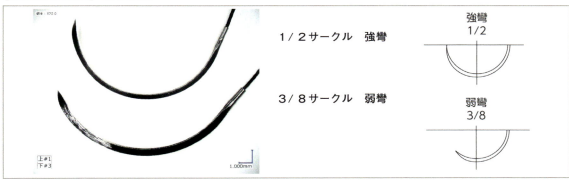

1/2サークル　強彎

3/8サークル　弱彎

強彎 1/2

弱彎 3/8

図71

【縫合糸：ナイロン】（GC）

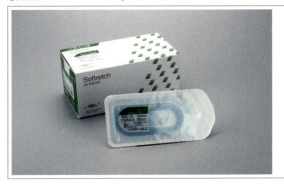
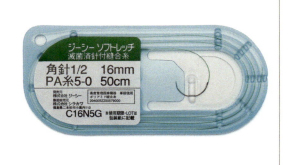

図72　非吸収性・モノフィラメント．伸展性あり・操作性○．

【吸収性縫合糸：モノクリル】（松風）

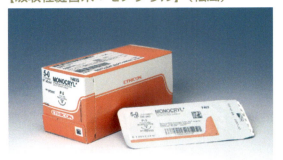

図73 モノフィラメント・ポリグリカプロン25（化学合成素材）・吸収速度遅い（約100日）．

【吸収性縫合糸：バイクリル】（松風）

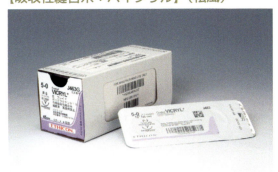

図74 ブレイドタイプ・マルチフィラメント・ポリグラクチン910化学合成素材）・吸収速度（約50日）．

【非吸収性縫合糸：ゴアテックス®スーチャー】

- モノフィラメント
- ポリテトラフルオロエチレン（化学合成素材）
- 生体親和性が高い
- 粘膜内部の組織炎症の低減に寄与
- 容易なハンドリング性
- プラーク付着の低減
- 男結び（角結び，こま結び：square knot）後に後締め（増し締め）が可能
- 糸の太さの表示：CV規格（CV-5はUSPサイズの4-0相当）

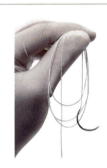

図75

【塩基性線維芽細胞増殖因子（FGF-2）製剤】

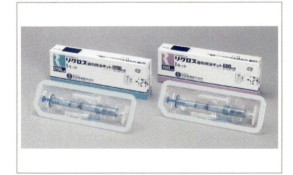

図76 リグロス®（科研製薬）．主成分：トラフェルミン．

【エナメルマトリックスタンパク質】

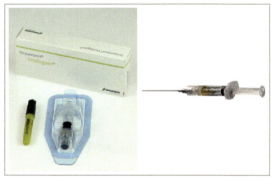

図77 Emdogain® Gel (Straumann®)．主成分：アメロジェニン（幼若ブタの歯胚）．

【GTR膜（ウシ由来タイプIコラーゲン）】

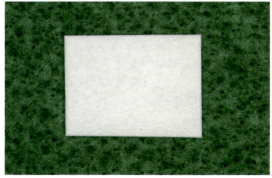

図78 バイオメンド®（ZimVie）15mm×20mm．

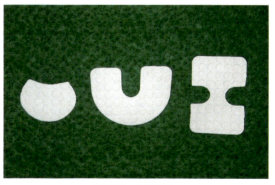

図79 試適膜．

【GTR膜（ブタ由来コラーゲン）】

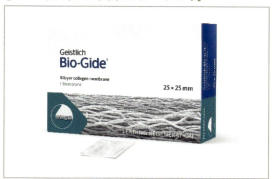

図80 Bio-Gide®（Geistlich）．自家骨もしくは非吸収性骨移植材と併用．

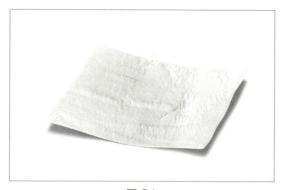

図81

【骨移植材（ウシ由来ハイドロキシアパタイト）】

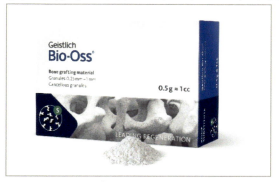

図82 Bio-Oss®（Geistlich）．GTR膜と併用．

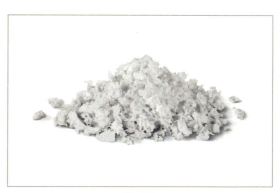

図83

【骨移植材（炭酸アパタイト）】

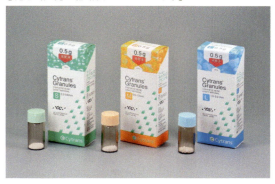

図84 サイトランスグラニュール（ジーシー）．

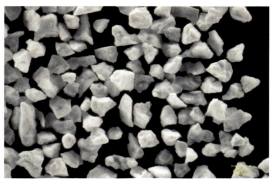

図85

【GBR膜 L-ラクチド-εカプロラクトン共重合体（P（LA/CL）：化学合成ポリマー）】

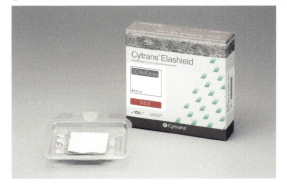

図86 サイトランスエラシールド（ジーシー）．

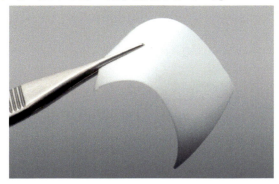

図87

付録

模型仕様

歯周病学基礎実習用顎模型：PER1032-UL-SP-HM-28(NISSIN)

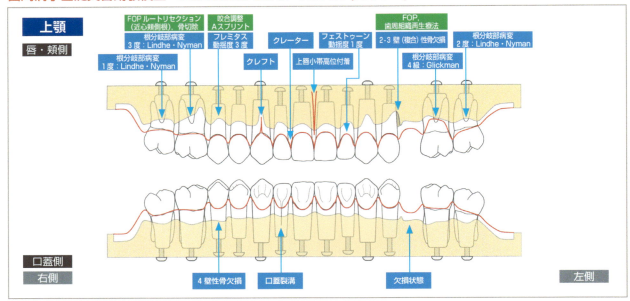

図1

【上顎：咬合面観】

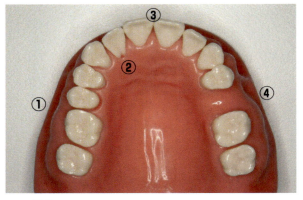

図2
①暫間固定
　ワイヤーレジン固定法：A-splint
②フラップ手術
　斜切痕への対応（オドントプラスティ）
③小帯切除術
　上唇小帯高位付着への対応
④24遠心：垂直性骨欠損（2＋3壁性）
　　　　　歯周組織再生誘導（GTR）法
　26頬側：根分岐部病変（Glickman 4級）
　　　　　MB根トライセクション
　27頬側：根分岐部病変（Lindhe 2度）
　　　　　歯周組織再生誘導（GTR）法

【上顎：正面観】

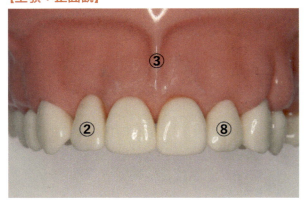

図3
②フラップ手術
　斜切痕への対応（オドントプラスティ）
③小帯切除術
　上唇小帯高位付着への対応
⑧暫間固定
　エナメルボンディングレジン固定法

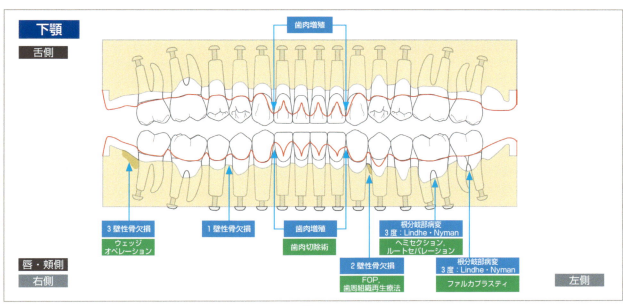

図4

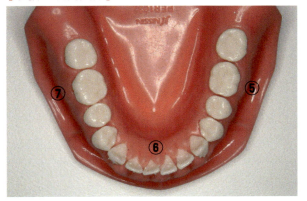

図5
⑤ 37遠心：ウェッジ手術（三角形）
　 37頬側：根分岐部病変（Lindhe 1度）
　　　　　　エナメル突起（ファルカプラスティ）
　 36：根分岐部病変（Lindhe 3度）
　　　　　ルートセパレーション
　　　　　ヘミセクション（近心根）
　 37-33：ウィドマン改良フラップ手術
⑥歯肉切除術
　 32-42唇側：歯肉増殖症への対応
⑦ 47遠心：垂直性骨欠損（3壁性）
　　　　　　骨移植術＋ウェッジ手術（直線）
　 46-44：ウィドマン改良フラップ手術

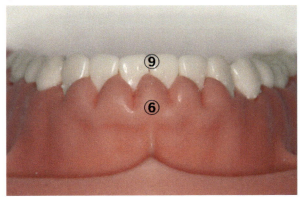

図6
⑥歯肉切除術
　 32-42唇側：歯肉増殖症への対応
⑨暫間固定
　 ワイヤー結紮固定法

19

歯周治療用模型：NUSDDP_TT モデル（SIA）
【上顎（歯肉あり）：咬合面観】

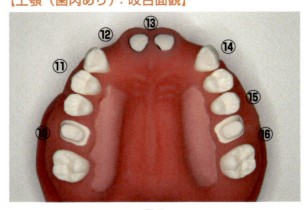

図7

【上顎（歯肉なし）：咬合面観】

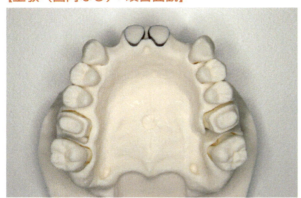

図8

⑩歯周組織再生療法
　骨移植術・GTR法・EMD・FGF-2
　17遠心：垂直性骨欠損（2＋3壁性）
　16遠心：垂直性骨欠損（2壁性）
　16頬側：根分岐部病変（Lindhe 2度）
⑪歯肉結合組織移植術（遊離軟組織移植術）
　13-14唇側：複数歯の歯肉退縮への対応
⑫歯槽堤増大術
　12相当部：唇側歯肉陥凹
⑬歯冠長延長術（クラウンレングスニング）
　11-21：歯肉縁下カリエスへの対応
　11-21間：クレーター状骨欠損
⑭歯肉弁側方移動術（有茎弁歯肉移動術）
　23唇側：1歯の歯肉退縮への対応
⑮遊離歯肉移植術
　25頬側：付着歯肉（角化歯肉）の獲得
⑯根分岐部病変への処置
　26頬側：根分岐部病変（Lindhe 3度）
　　　　　DB根ルートリセクション
フラップ手術
　26遠心：垂直性骨欠損（1壁性）
　　　　　ヘミセプター状骨欠損
歯周組織再生療法
　27遠心：垂直性骨欠損（3壁性）

【右側方面観】

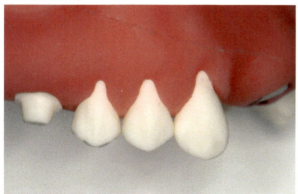

図9

【左側方面観】

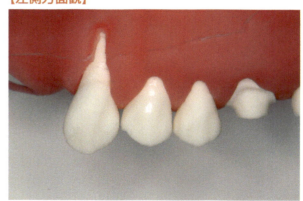

図10

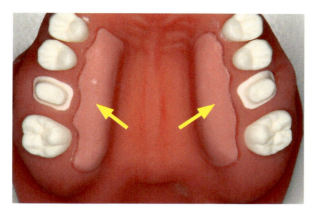

図11 移植片採取部位（供給側）.

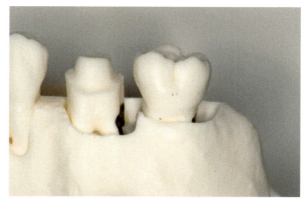

図12 骨欠損.
16 遠心（2壁性）
17 遠心（2+3壁性）

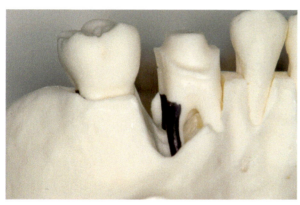

図13 骨欠損（頬側面観）.
26 遠心（1壁性・ヘミセプター状）
27 遠心（3壁性）

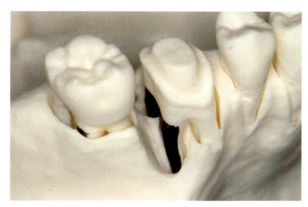

図14 骨欠損（咬合面観）.
26 遠心（1壁性・ヘミセプター状）
27 遠心（3壁性）

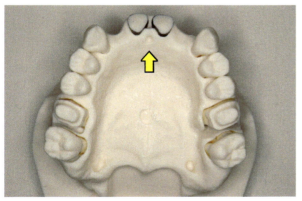

図15 切歯孔.

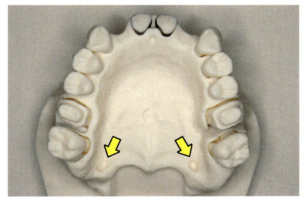

図16 大口蓋孔.

MEMO

Chapter

II

検査

1 歯周組織の解剖・組織
——歯周治療用模型の観察

▶解剖学的ランドマーク
▶プラークリテンションファクター（プラーク蓄積因子）
プラークが蓄積しやすい環境，かつプラークコントロールを阻害する宿主因子のこと．

> 【代表的なプラークリテンションファクター】
> 歯石，歯列不正，不適合修復物・補綴物，歯の形態異常（根面溝，口蓋裂溝，エナメル突起など），歯肉歯槽粘膜部の形態異常（小帯の高位付着，口腔前庭狭小，齲蝕・くさび状欠損，義歯，矯正装置（＊炎症増悪因子として口呼吸や食片圧入を含むこともある）

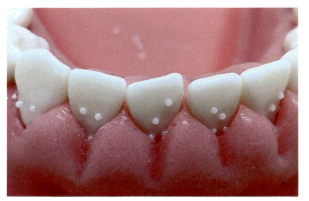

図1 粒状疑似歯石：1点式（縁上）．

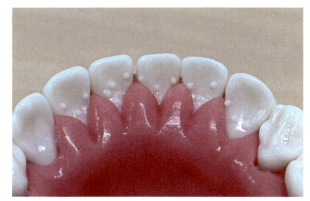

図2 粒状疑似歯石：1点式（縁上）．

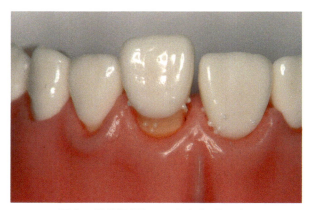

図3 粒状疑似歯石：3点式（縁下）．

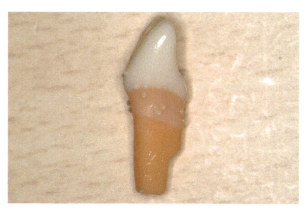

図4 粒状疑似歯石：3点式（縁下）．

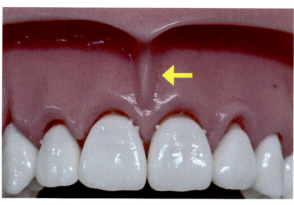
図5 上唇小帯高位付着.

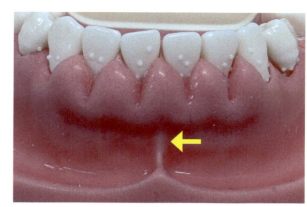
図6 下唇小帯（正常）.

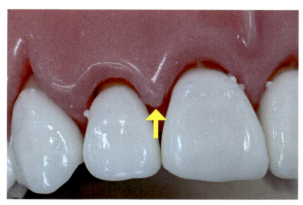
図7 クレーター（12近心）.

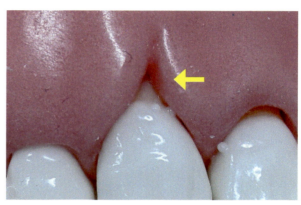
図8 クレフト（13唇側）.

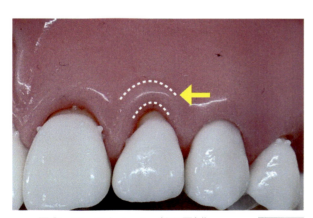
図9 フェストゥーン（22唇側）.

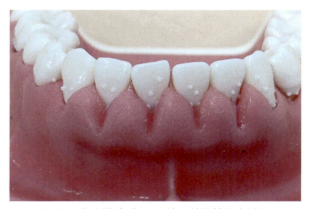
図10 歯肉増殖（43-33）．線維性歯肉腫脹.

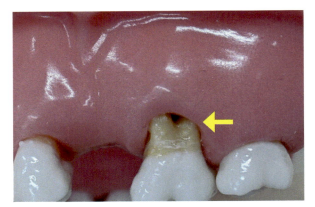

図 11 退縮型歯肉（26頬側）.

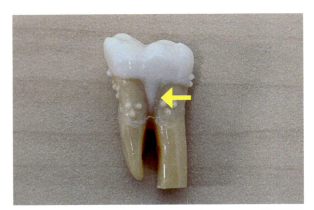

図 12 エナメル突起．エナメルプロジェクション（37頬側）.

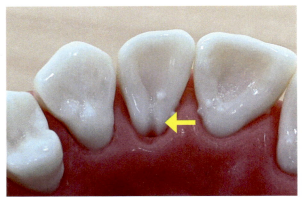

図 13 斜切痕（12口蓋側）.

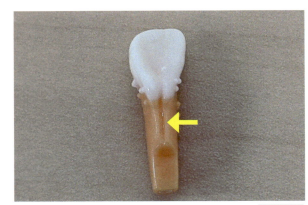

図 14 口蓋裂溝（12口蓋側）.

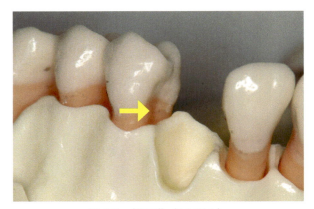

図 15 根面溝（14近心）.

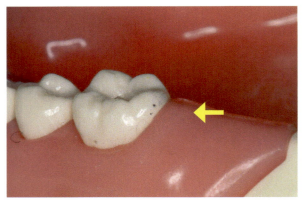

図 16 肥大型歯肉（36遠心）.

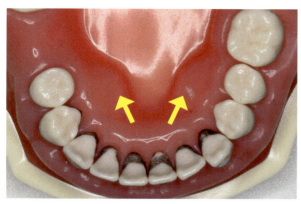

図17 骨隆起.

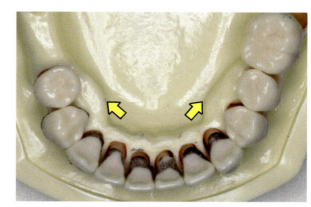

図18 骨隆起.

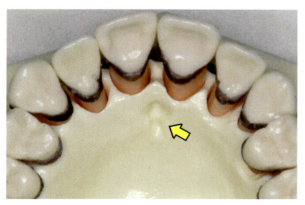

図19 切歯孔.

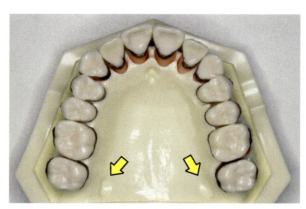

図20 大口蓋孔.

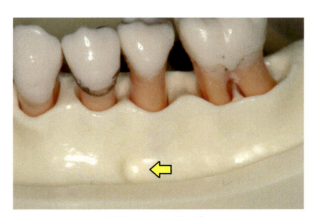

図21 オトガイ孔.

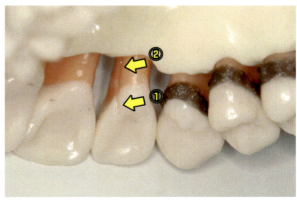

図22 ①斜切痕＋②口蓋裂溝. 斜切痕＋口蓋裂溝⇒舌面歯頸溝.

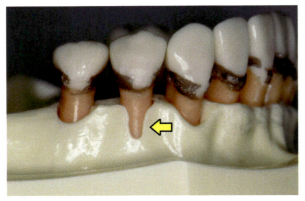

図23 ディヒーセンス.

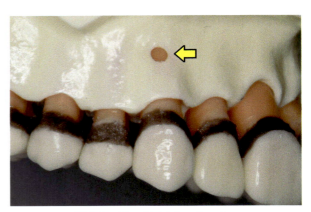

図24 フェネストレーション.

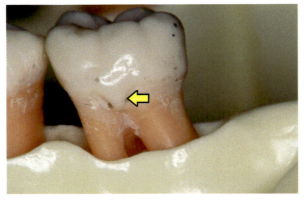

図25 エナメル突起.エナメルプロジェクション.

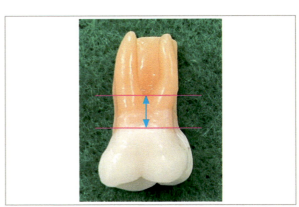

図26 ルートトランク（CEJ～根分岐部）.

check

【歯周組織の構成要素】

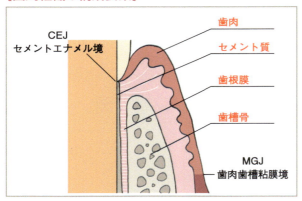

図27 歯周組織の構成要素.

【歯肉弁の種類】

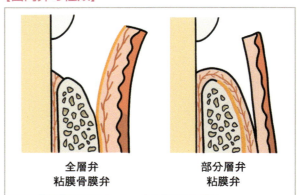

図28 歯肉弁の種類.

28

I 根分岐部病変の検査

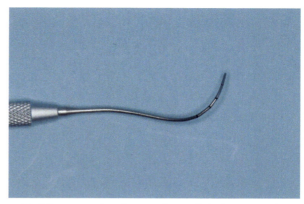

図29　ファーケーションプローブ（DB1：YDM）．

＜LindheとNymanの分類＞
1度：水平方向の歯周組織の破壊が歯の幅径の1/3以内．
2度：水平方向の歯周組織の破壊が歯の幅径の1/3をこえるが，ファーケーションプローブが貫通しない．
3度：水平方向の歯周組織の破壊が進行し，根分岐部をファーケーションプローブが貫通する．

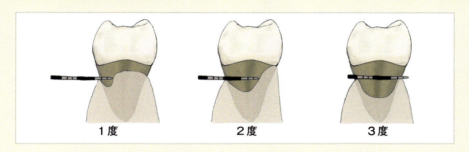

＜Hampの分類＞
＊ファーケーションプローブの目盛りで3mmを基準とする方法．

＜Glickmanの分類＞
1級：病変が根分岐部の歯根膜に限局している．肉眼的およびエックス線画像で骨吸収像を認めない．
2級：根分岐部の一部に歯槽骨の破壊を認めるが，ファーケーションプローブが貫通しない．
3級：根分岐部の骨吸収により，根分岐部をファーケーションプローブが貫通する．根分岐部は歯肉に覆われている．
4級：根分岐部の骨吸収により，根分岐部をファーケーションプローブが貫通する．根分岐部が露出しており開口部が視認できる．

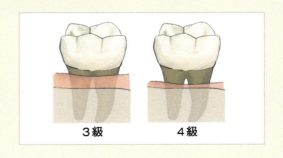

【Lindhe と Nyman 1度】

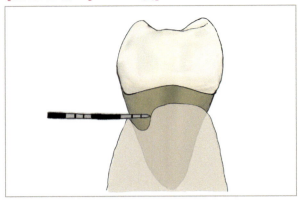

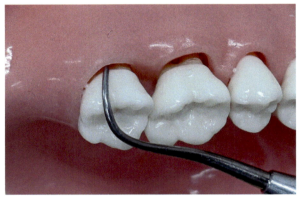

図30 根分岐部病変（17）．（Lindhe と Nyman 1度）

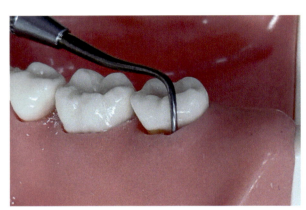

図31 根分岐部病変（37）．（Lindhe と Nyman 1度）

【Lindhe と Nyman 2度】

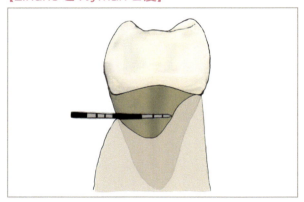

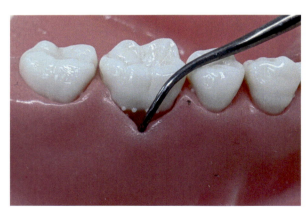

図32 根分岐部病変（46）．（Lindhe と Nyman 2度）

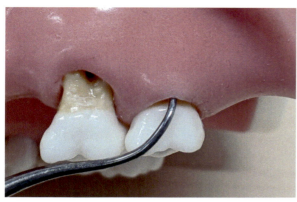

図33 根分岐部病変(27).（LindheとNyman 2度）

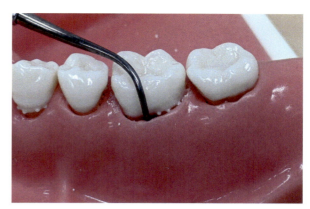

図34 根分岐部病変(36).（LindheとNyman 2度）

【LindheとNyman 3度】

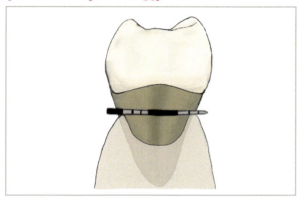

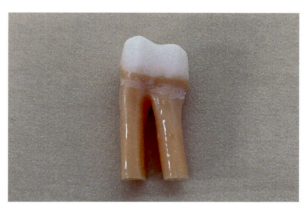

図35 ヘミセクション，ルトセパレーション用人工歯（36）.

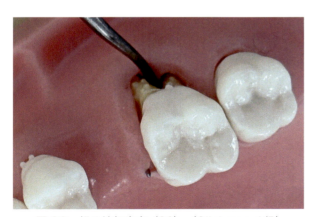

図36 根分岐部病変(26).（Glickman 4級）

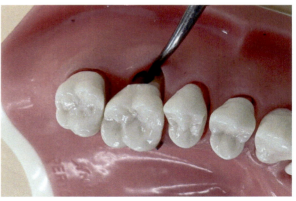

図37 根分岐部病変(16).（LindheとNyman 3度）

II 骨欠損形態の分類
Goldman HM, Cohen DW (1958)

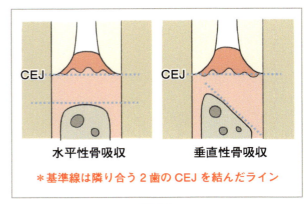

図 38

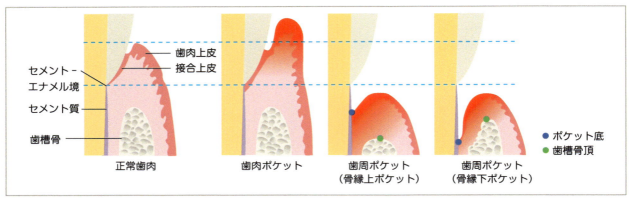

図 39

【1壁性骨欠損】

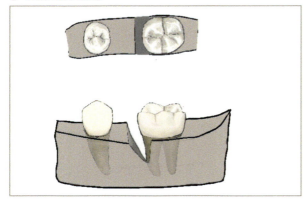

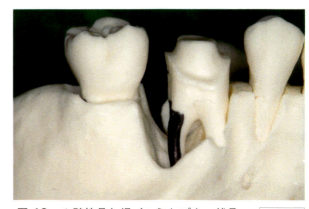

図 40　1壁性骨欠損（ヘミセプター状骨欠損）（26遠心）.

check

【2壁性骨欠損】

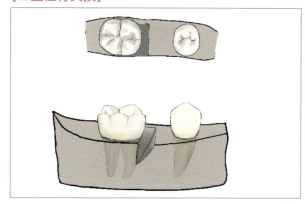

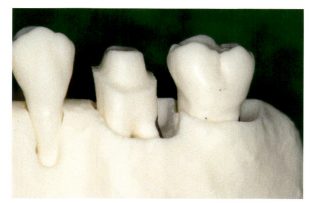

図41　2壁性骨欠損（16遠心）．

check

【3壁性骨欠損】

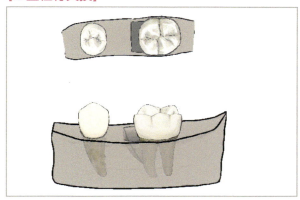

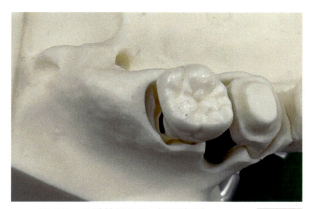

図42　3壁性骨欠損（27遠心）．

check

【2および3壁性の混合性骨欠損】

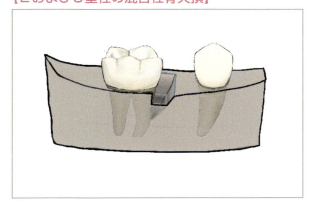

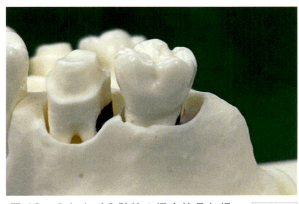

図43　2および3壁性の混合性骨欠損（17遠心）．

check

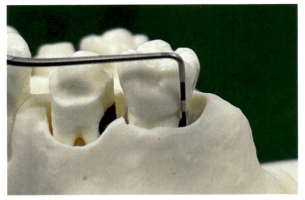

図44 頬側に骨壁があることが確認される.

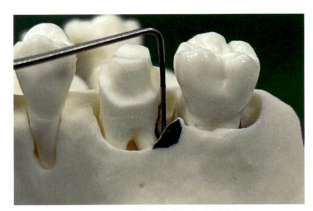

図45 3壁性骨欠損（16遠心）.

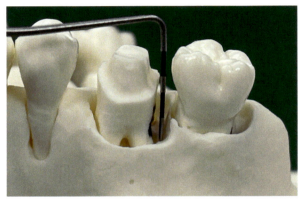

図46 2壁性骨欠損（16遠心）.（頬側骨を切除）

【1壁性および2壁性の混合性骨欠損】

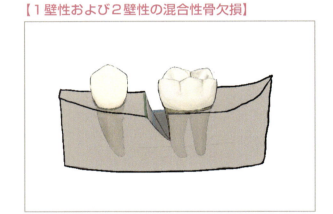

【4壁性骨欠損】

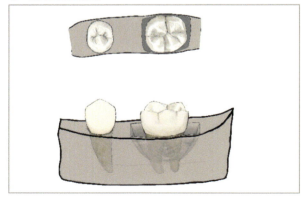

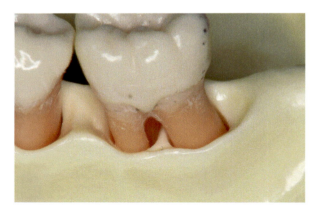

図47 4壁性骨欠損（囲繞型）.

III 歯の動揺度の分類—Millerの判定基準

0度：生理的動揺の範囲（0.2mm以内）
1度：唇舌方向にわずかに動揺するもの
　　　（0.2～1mm以内）
2度：唇舌方向に中等度（1～2mm以内）に，
　　　近遠心方向にわずかに動揺するもの
3度：唇舌方向に2mm以上，近遠心方向だけで
　　　なく歯軸方向にも動揺するもの
　　　　　　　　　　＊原法（1938）とは異なる

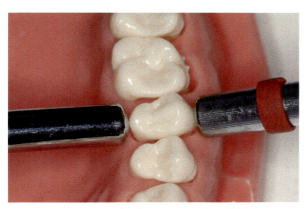

図48　動揺度3度（15）．ミラーの柄の後端を用いる方法．

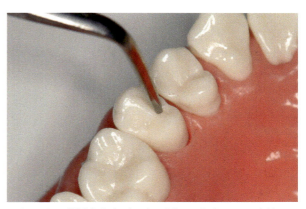

図49　動揺度3度（15）．ピンセットを用いる方法．

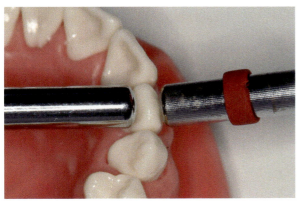

図50　動揺度1度（22）．ミラーの柄の後端を用いる方法．

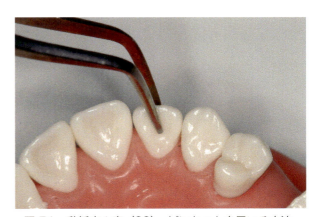

図51　動揺度1度（22）．ピンセットを用いる方法．

Ⅳ 歯肉退縮の分類
Miller の分類（1985）
Cairo の分類（2011）

＜Miller の分類（1985）＞

クラス1：歯肉退縮の程度 MGJ に達しない
歯間部のアタッチメントロスなし
歯の位置異常なし

クラス2：歯肉退縮の程度 MGJ に達する
歯間部のアタッチメントロスなし
歯の位置異常なし

クラス3：歯肉退縮の程度 MGJ に達する
歯間部のアタッチメントロスあり
歯の位置異常あり（軽度）

クラス4：歯肉退縮の程度 MGJ に達する
歯間部のアタッチメントロスあり
歯の位置異常あり

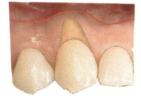

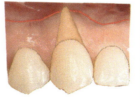
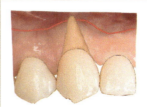
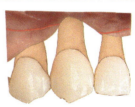

クラス1　　クラス2　　クラス3　　クラス4

＜Cairo の分類（2011）＞

Recession type 1（RT1）：隣接面の付着喪失を伴わない歯肉退縮
唇側のクリニカルアタッチメントロスのみ

Recession type 2（RT2）：隣接面の付着喪失を伴う歯肉退縮
隣接面のクリニカルアタッチメントロスが唇頬側中央のクリニカル
アタッチメントロスより小さいか同等

Recession type 3（RT3）：隣接面の付着喪失を伴う歯肉退縮
隣接面のクリニカルアタッチメントロスが唇頬側中央のクリニカル
アタッチメントロスより大きい

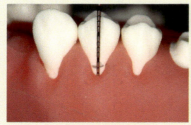
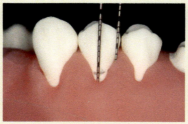
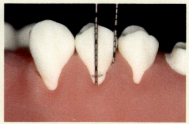

Recession type 1（RT1）　　Recession type 2（RT2）　　Recession type 3（RT3）

V 歯周組織検査に必要な臨床パラメーター

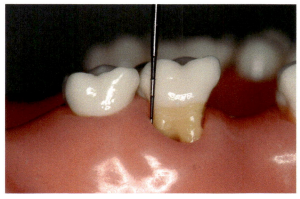

図52 26遠心（CP-11使用）．プロービングデプス3mm，歯肉退縮量2mm，アタッチメントレベル5mm．

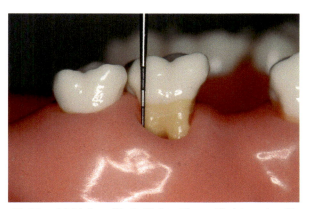

図53 26遠心．**ボーンサウンディング**（4mm）：浸潤麻酔下でおもに歯周外科治療術前に行い，**骨欠損形態の確認**を目的とする．

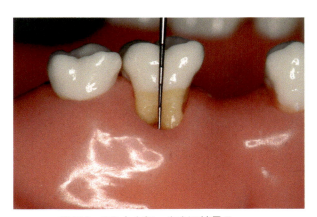

図54 26中央部．歯肉退縮量5mm．

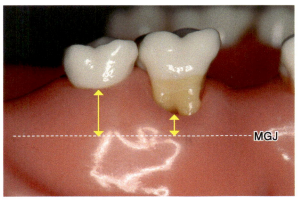

図55 角化歯肉幅（矢印）．

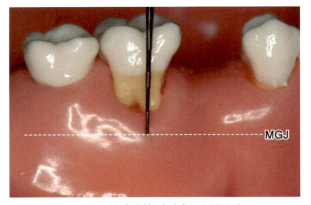

図56 26近心頬側根中央部．MGJ 3mm．

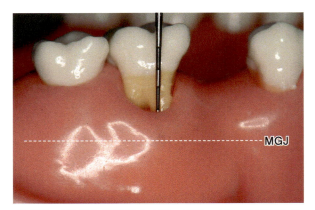

図57 26近心頬側根中央部．プロービングデプス3mm，付着歯肉幅0mm．

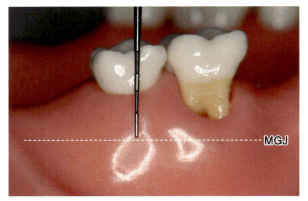

図58 27頬側根中央部．MGJ 6mm．

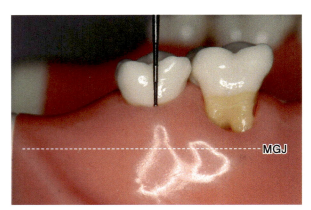

図59 27頬側根中央部．プロービングデプス3mm，付着歯肉幅3mm．

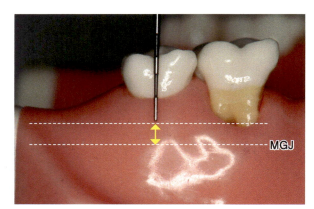

図60 付着歯肉幅（矢印）．

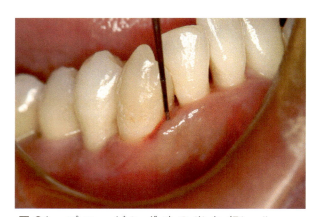

図61 プロービング時の出血（Bleeding on probing：Bop）．

VI アタッチメントレベルの変化

【アタッチメントレベル】

セメント-エナメル境（CEJ：基準点）から歯肉溝底もしくはポケット底までの距離のこと．歯周病の進行程度や改善の指標として用いられる．

また，歯周プローブで測定した距離を臨床的アタッチメントレベル（Clinical attachment level：CAL）という．

＜術前1＞＜術前2＞＜術前3＞は歯肉辺縁の位置は違うが，すべてCALは6mmである．

下図の＜術前1＞から＜術後＞の変化量は，プロービングデプスは5mm，CALは3mmとなる．このCALが改善する変化のことを「アタッチメントゲイン（付着の獲得）」と呼ぶ．また，アタッチメントゲインによりCALは小さくなる．

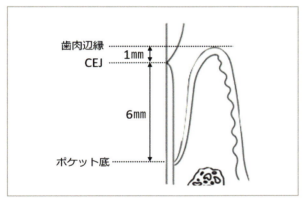

図62 術前1．
プロービングデプス：7mm
アタッチメントレベル：6mm

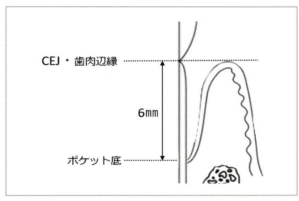

図63 術前2．
プロービングデプス：6mm
アタッチメントレベル：6mm

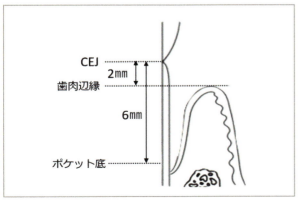

図64 術前3．
プロービングデプス：4mm
アタッチメントレベル：6mm
歯肉退縮量：2mm

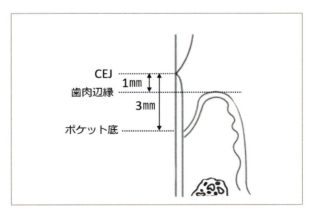

図65 術後．
プロービングデプス：2mm
アタッチメントレベル：3mm
歯肉退縮量：1mm

MEMO

Chapter

III

歯周基本治療

1 プラークコントロールレコードの測定

口腔清掃状態の確認

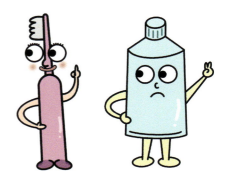

【O'Leary のプラークコントロールレコード（PCR）】（1972）

- 歯垢染色液を使用してプラークの染め出しを行い，歯頸部付近に沈着しているプラークをチェックし評価する．
- 測定部位は1歯4点（頬側・舌側・近心・遠心），近遠心は頬舌側で2回チェックする．
- 一口腔単位でプラーク付着歯面の割合を算出する（%）．
- 染色部位を確認しながら，探針で歯面を触診してプラーク付着状況をダブルチェックする．
- プラークスコアの目標値は20%以下である．これは，Axelsson と Lindhe らの長期にわたる研究結果（2004）からプラークコントロールレベルを平均20%に維持することで患者の歯の喪失率を低くすることが可能であることが示された．
- プラークスコアは患者の口腔清掃状態の向上と歯周治療に対する理解や協力度を知ることが目的である．

【測定部位】

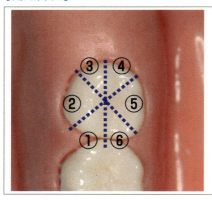

近心（①と⑥）および遠心（③と④）はプラーク付着状況を頬側と舌側で2度チェックする．
どちらかでプラーク付着が認められた場合は，記録用紙に記載する．
頬側と舌側いずれにおいてもプラークが付着していた場合でもカウントは1回のみである．
術者は，プラーク付着のある場合は「1」，ない場合は「0」とする．その際，「近心，頬側，遠心」の3部位をセットにして「1，0，1」と記録者に伝える．

図1

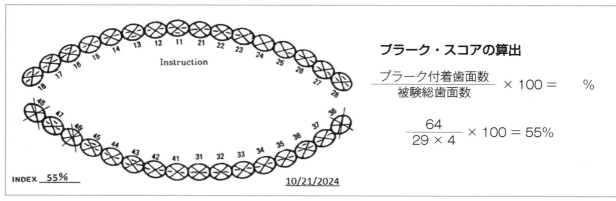

プラーク・スコアの算出

$$\frac{\text{プラーク付着歯面数}}{\text{被験総歯面数}} \times 100 = \quad \%$$

$$\frac{64}{29 \times 4} \times 100 = 55\%$$

図2

check

手順

① 患者に洗口させる，もしくはスリーウェイシリンジを使用して，口腔内の食物残渣やマテリアアルバを除去する．
② 口唇にワセリンを塗布する．
③ 綿棒などを用いて歯垢染色液を歯頸部に塗布する．染色液は唾液腺開口部のある上顎頬側や下顎舌側から塗布するとよい．
④ 患者に再度洗口させた後，歯頸部のプラーク付着状況について，視診および探針による触診でチェックする．
⑤ プラークスコアを算出する．
⑥ プラークの付着状況を患者に説明する．その後，口腔清掃指導（Oral Hygiene Instruction：OHI，Tooth Brushing Instruction：TBI）を行う．染色部位を手鏡などで見ながら清掃不良部位を示し，ブラッシングの方法について見直す．

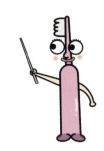

【例1】

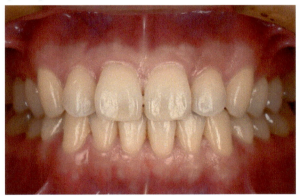

図3 染色前．

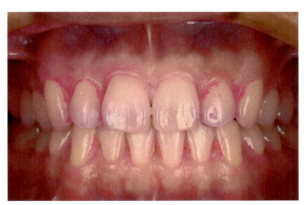

図4 染色後．

【例2】

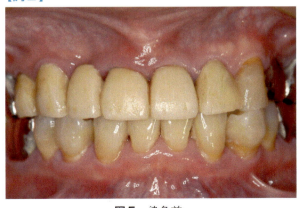

図5 染色前．

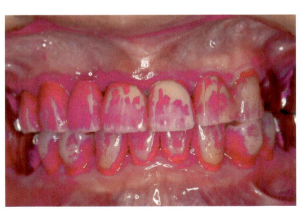

図6 染色後．

2 ペリオドンタルインスツルメンテーション
1. プロービング

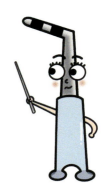

●歯周プローブを使用してわかること

- 歯周ポケットの深さ（PD）
- アタッチメントレベル（AL）
- 歯肉退縮量
- 角化歯肉幅（歯肉辺縁〜MGJ）
- プロービング時の出血（Bleeding on probing：Bop）→ポケット内部の組織抵抗性や炎症の活動性
- 歯槽骨の吸収程度（ボーンサウンディング）
- 歯石の触知
- 歯根の表面性状や形状
- 根分岐部の状態（ファーケーションプローブ）

【プローブの把持法】

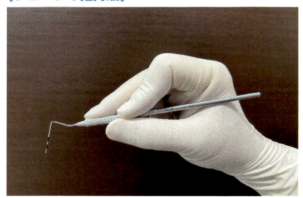

図1 モディファイドペングラスプ．執筆状の変法の持ち方．

check

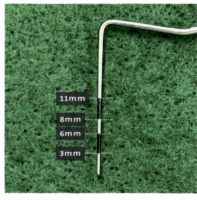

図2 CP-11．

【プロービング圧】

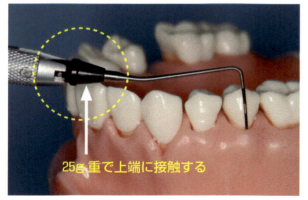

25g重で上端に接触する

図3 20〜25g．

【数値の読み取り方】

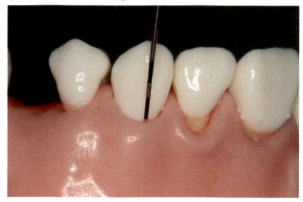

図4 読み取りは1mm単位で行い，2.5mmの場合は3mmとする．

【ウォーキングプロービング】

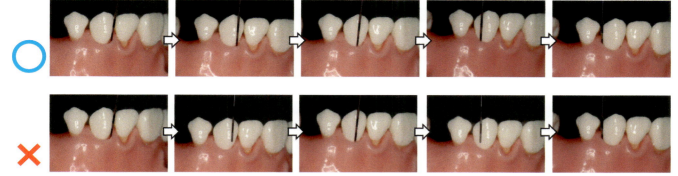

図5 ポケット内でプローブを滑らすように動かす．下の写真のようにプローブをポケット外に出さない．

【プロービング値計測点】

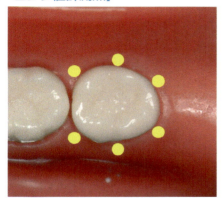

図6 6点法．

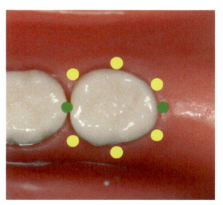

図7 8点法．とくに最後方歯の遠心部は測定することが多い．

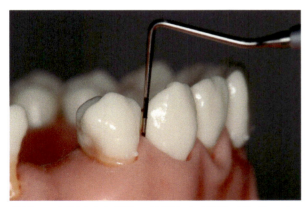

図8 ＊近遠心部に関しては測定する位置（ラインアングルもしくはコンタクト直下）を術者間でキャリブレーションしておく．

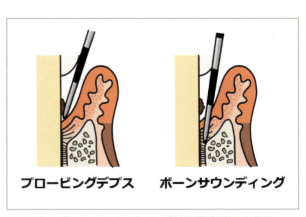

図9 ボーンサウンディングは浸潤麻酔下で行う．

2 ペリオドンタルインスツルメンテーション
2．スケーリング・ルートプレーニング

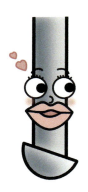

用語の定義

● **スケーリング**
　歯面に付着したプラーク・歯石・その他の沈着物を機械的に除去する操作．

● **ルートプレーニング**
　歯石や細菌，その他の代謝産物が入り込んだ粗造な病的セメント質あるいは象牙質を取り除き，滑沢化すること．プラーク，歯石が再び付着することを阻止し，また，生物学的為害性のない根面を作ることによって結合組織性付着，上皮性付着を生じやすくする．主にキュレット型スケーラーが用いられている．

● **デブライドメント**
　生体に外来から沈着した刺激物，およびそれによって変性した組織などを除去すること．歯周治療においては歯肉縁下のプラーク，歯石，汚染歯根面，炎症性肉芽組織を除去することをさす．

『歯周病学用語集第3版』より引用

【手用スケーラーの構造】

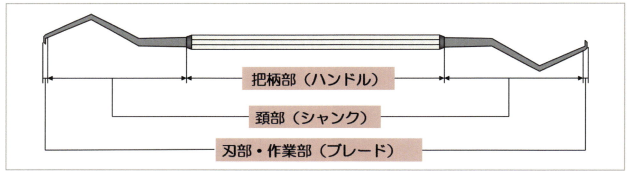

図10

【ブレードの構造】

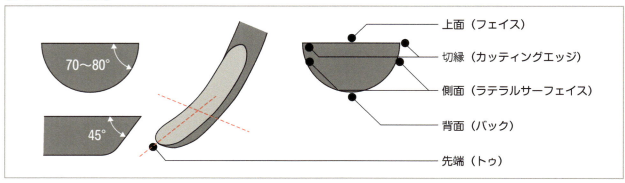

図11

【第1シャンクとブレード上面の構造】

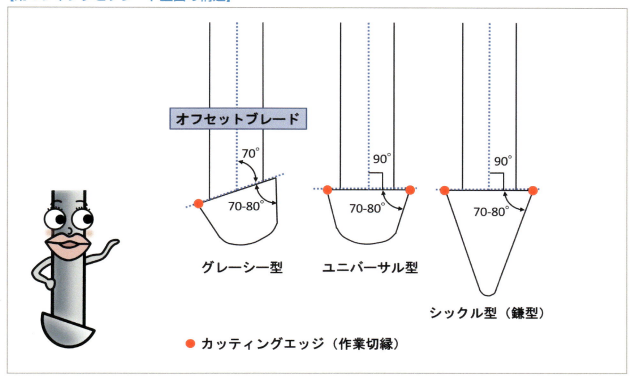

図12

【グレーシースケーラー使用番号の識別】

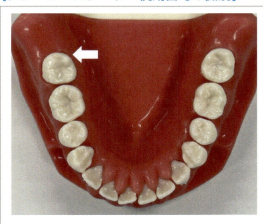

矢印の示す部位（下顎左側第二大臼歯舌側遠心）に使用するグレーシースケーラーの番号は？

臼歯部遠心なので「#13/14」

ブレードの上面が右下がりの番号が適応するので「#13」を使用する

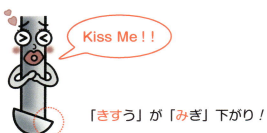

「きすう」が「みぎ」下がり！

図13

【カッティングエッジの見分け方】グレーシースケーラー（#14）

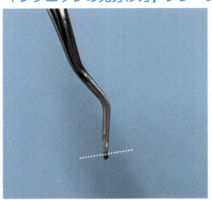

図14 左側がカッティングエッジ．

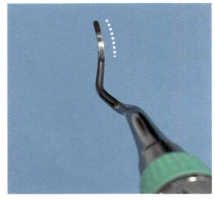

図15 彎曲の外側（点線）がカッティングエッジ．

【スケーラーの把持方法】

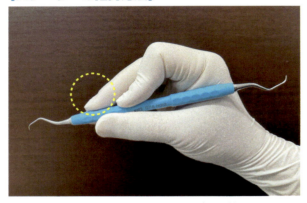

図16 モディファイドペングラスプ．執筆状の変法の持ち方．中指をそえる．

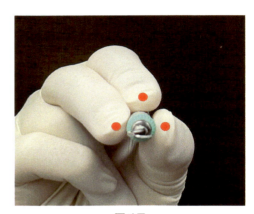

図17

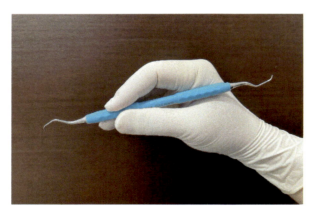

図18 ペングラスプ．執筆状の持ち方．

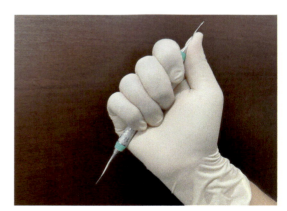

図19 パームグラスプ．掌握状の持ち方．シャープニング時に使用する．

【歯間部へのスケーラーの挿入方向】

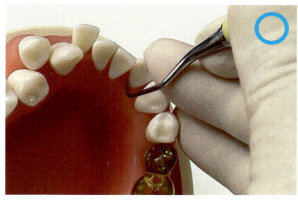

図20 正.

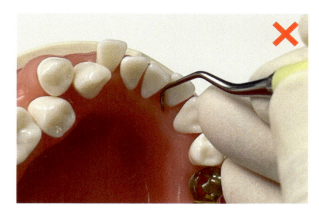

図21 誤.

【スケーラーの動かし方】

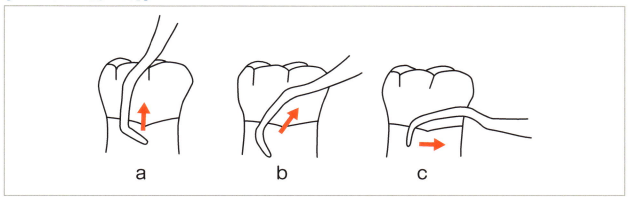

図22 a：垂直方向，b：斜め方向，c：水平方向.

【スケーラーのポケット内への挿入】

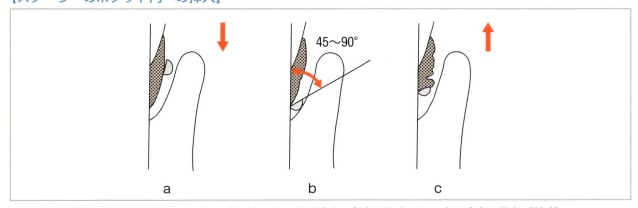

図23 a：歯石探知の動き（押す），b：歯石除去の角度の設定，c：歯石除去の動き（引く）.

【スケーラーの刃部の歯面への適合】

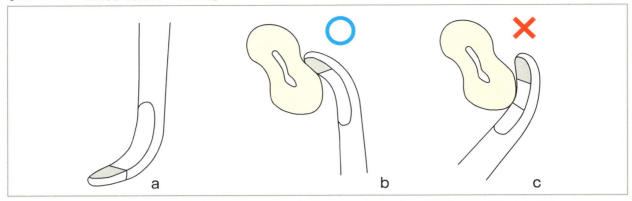

図24　a：刃部先端より2～3mmの部分を使用する，b：正しい使用法，c：誤った使用法．

スケーラーの操作法

●正確で効果的なインスツルメンテーションを行うためのチェックポイント

① 「前腕回転運動」「手首屈曲運動」「手指律動運動」を組み合わせて行う．スケーリング操作では「前腕回転運動」が中心となる．
② 基本的な動かし方と方向（垂直・斜め・水平）．図22参照
③ スケーラー刃部の角度（45～90°）．図23参照
④ スケーラー刃部の適合（先端2～3mmを使用）．図24参照
⑤ 側方圧550～950gであり，スケーリングでは大きく，ルートプレーニングは小さい．

インスツルメンテーションの概念

　内毒素はセメント質の表層に付着している（Moore，1986）ことから，感染性セメント質の除去や根面を滑沢化して細菌性プラークを付着しにくくすることの定義は以前よりも大きくはないと考えられる．過度なルートプレーニングは，術後の象牙質知覚過敏症を引き起こす原因となる．

　抜去歯を用いた研究（Ritz，1991）で，ハンドインスツルメントと超音波インスツルメントを使用した際の歯根面喪失量を比較した．その結果，前者では約100μm，後者では約10μmであった．セメント質の厚みを考慮した上で，それぞれの歯周組織の状態から最適な治療法を選択する必要がある．

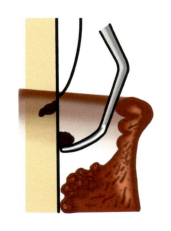

I 上顎右側臼歯部頬側

check

【ポジション】
前方位もしくは側方位

【マネキンの顔の位置】
術者の反対側か正面

【レスト】
口腔内レストもしくはフィンガーオンフィンガー

【使用するスケーラー】
グレーシースケーラー：#7/8 #11/12 #13/14

【ポジション：前方位】

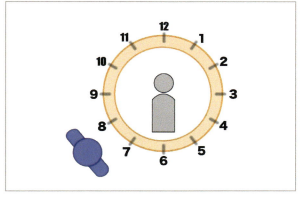

図25

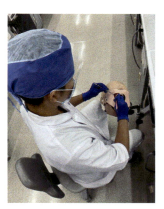

図26

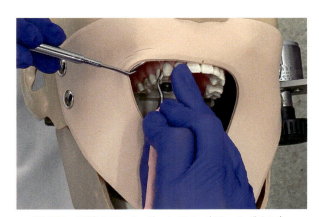

図27　口腔内フィンガーレスト（パームダウン）．

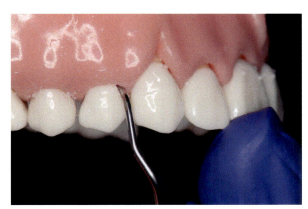

図28　上顎前歯の切縁か唇側面にレストをおく．

【ポジション：側方位】

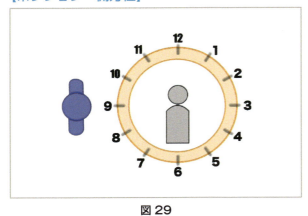
図29

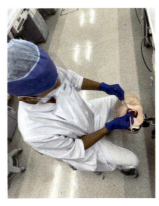
図30

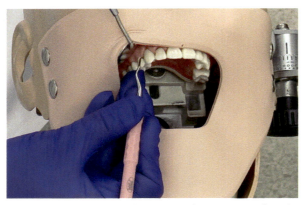
図31 口腔内フィンガーレスト（パームアップ）．小臼歯に有効．

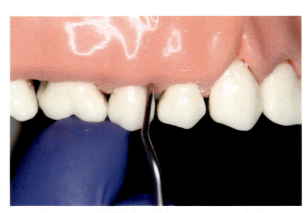
図32 上顎隣接歯の咬合面にレストをおく．

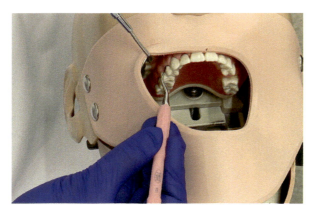
図33 口腔外パームアップハンドレスト．中指・薬指・小指の背を右顎側面におく．

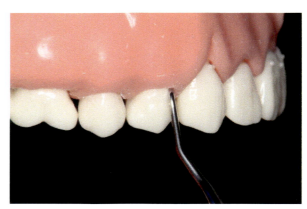
図34

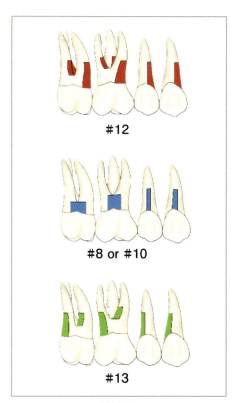

図35

> ### ✓ スケーリング・ルートプレーニング チェックポイント
>
> - ☐ ポジション
> - ☐ マネキンの顔の方向
> - ☐ 適切な番号のスケーラーの使用
> - ☐ スケーラーの持ち方
> - ☐ レスト
> - ☐ スケーラーの動かし方①（前腕回転運動，手首屈曲運動，手指律動運動）
> - ☐ スケーラーの動かし方②（垂直，水平，斜め）
> - ☐ スケーラーの使用部位（ブレードの先端2〜3mm）
> - ☐ スケーラーへの適切な側方圧
> - ☐ スケーリングの精度
> - ☐ ルートプレーニングの精度
> - ☐ 安全性への配慮
> - ☐ 痛みや不快感への配慮
> - ☐ 清潔域・不潔域の理解
> - ☐ 術中の適度な声掛け
> - ☐ 術後に起こり得ることの説明
> - ☐ 術前・術後の歯周プローブによる根面の状態の確認

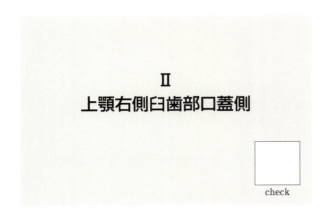

II 上顎右側臼歯部口蓋側

【ポジション】
前方位

【マネキンの顔の位置】
術者側に向ける

【レスト】
口腔内レストもしくは
フィンガーオンフィンガー
対合歯列上補強フィンガーレスト

【使用するスケーラー】
グレーシースケーラー：#7/8 #11/12 #13/14

【ポジション：前方位】

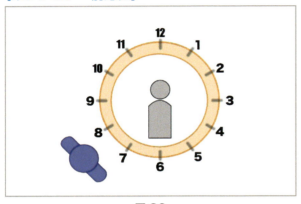

図36

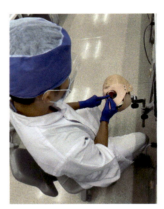

図37

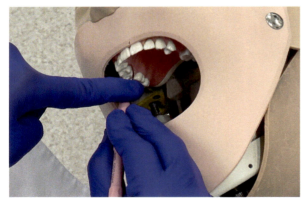

図38 口腔内対合歯列上補強フィンガーレスト（パームダウン）．下顎前歯の切縁にレストをおく．

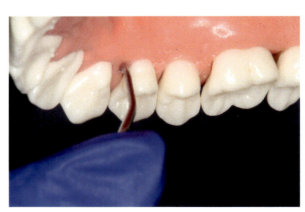

図39 #11/12使用時はシャンクに左手の示指を近心方向からそえる．

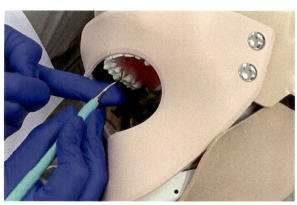
図40 #13/14使用時はシャンクに左手の示指を遠心方向からそえる.

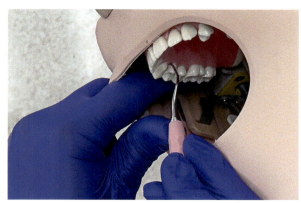
図41 口腔内対合歯列上補強フィンガーレスト（パームダウン）．左手の拇指をハンドルにそえて作業の安定を図る.

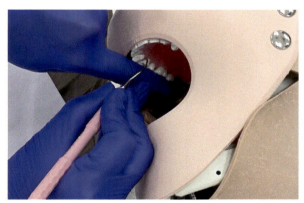
図42 口腔内フィンガーオンフィンガーレスト（パームダウン）．咬合面に左手の示指をおく.

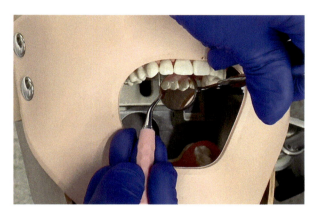
図43 口腔外パームアップハンドレスト．ミラーは間接照明に用いる．可能な限り直視で行う.

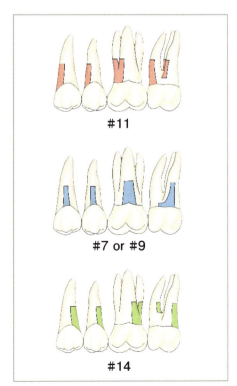
図44

✓ スケーリング・ルートプレーニング チェックポイント

- ☐ ポジション
- ☐ マネキンの顔の方向
- ☐ 適切な番号のスケーラーの使用
- ☐ スケーラーの持ち方
- ☐ レスト
- ☐ スケーラーの動かし方①（前腕回転運動, 手首屈曲運動, 手指律動運動）
- ☐ スケーラーの動かし方②（垂直, 水平, 斜め）
- ☐ スケーラーの使用部位（ブレードの先端2～3mm）
- ☐ スケーラーへの適切な側方圧
- ☐ スケーリングの精度
- ☐ ルートプレーニングの精度
- ☐ 安全性への配慮
- ☐ 痛みや不快感への配慮
- ☐ 清潔域・不潔域の理解
- ☐ 術中の適度な声掛け
- ☐ 術後に起こり得ることの説明
- ☐ 術前・術後の歯周プローブによる根面の状態の確認

III 上顎左側臼歯部頬側

check

【ポジション】
側方位もしくは後方位

【マネキンの顔の位置】
術者側に向ける

【レスト】
口腔内レストもしくは
フィンガーオンフィンガー

【使用するスケーラー】
グレーシースケーラー：#7/8 #11/12 #13/14

【ポジション：側方位】

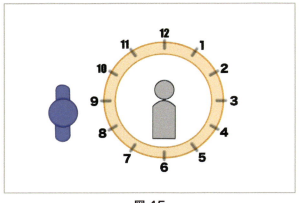

図45

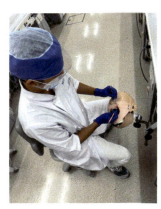

図46

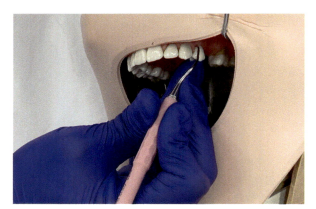

図47 口腔内フィンガーレスト（パームアップ）．上顎隣接歯の咬合面に薬指をおく．小臼歯部に有効．

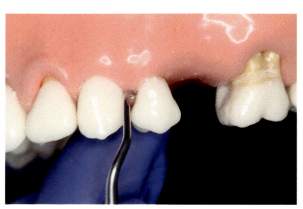

図48

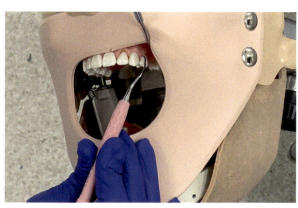

図49 口腔外パームダウンハンドレスト．中指，薬指，小指の腹を顔の左側の下顎側面におく．

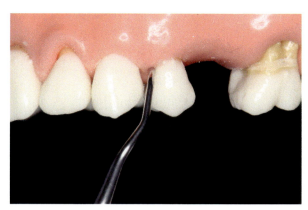

図50

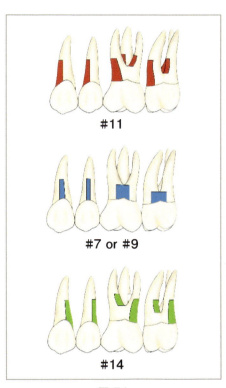

#11

#7 or #9

#14

図51

✓ スケーリング・ルートプレーニング チェックポイント

- ☐ ポジション
- ☐ マネキンの顔の方向
- ☐ 適切な番号のスケーラーの使用
- ☐ スケーラーの持ち方
- ☐ レスト
- ☐ スケーラーの動かし方①（前腕回転運動，手首屈曲運動，手指律動運動）
- ☐ スケーラーの動かし方②（垂直，水平，斜め）
- ☐ スケーラーの使用部位（ブレードの先端2〜3mm）
- ☐ スケーラーへの適切な側方圧
- ☐ スケーリングの精度
- ☐ ルートプレーニングの精度
- ☐ 安全性への配慮
- ☐ 痛みや不快感への配慮
- ☐ 清潔域・不潔域の理解
- ☐ 術中の適度な声掛け
- ☐ 術後に起こり得ることの説明
- ☐ 術前・術後の歯周プローブによる根面の状態の確認

Chapter III 歯周基本治療

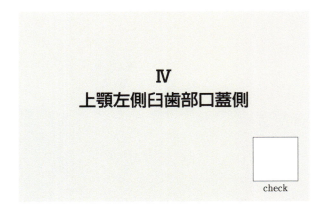

IV 上顎左側臼歯部口蓋側

check

【ポジション】
　前方位

【マネキンの顔の位置】
　術者の反対側

【レスト】
　口腔内レストもしくは
　対合歯列上補強レスト

【使用するスケーラー】
　グレーシースケーラー：#7/8 #11/12 #13/14

【ポジション：前方位】

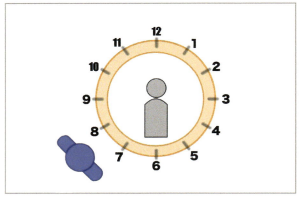

図52

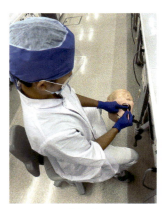

図53

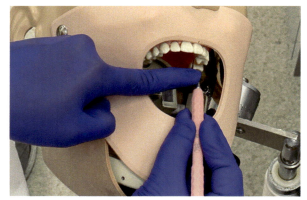

図54　口腔内対合歯列上補強フィンガーレスト（パームダウン）．下顎前歯の切縁もしくは下顎小臼歯の頬側面にレストをおく．

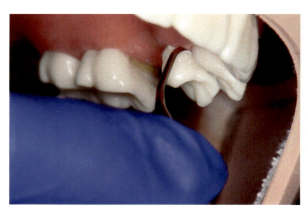

図55

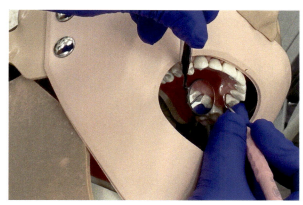
図56 口腔内フィンガーレスト（パームダウン）.

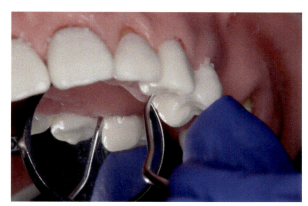
図57 上顎隣接歯の咬合面に薬指をおく.

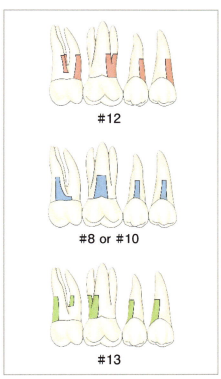

#12

#8 or #10

#13

図58

✓ スケーリング・ルートプレーニング チェックポイント

- ☐ ポジション
- ☐ マネキンの顔の方向
- ☐ 適切な番号のスケーラーの使用
- ☐ スケーラーの持ち方
- ☐ レスト
- ☐ スケーラーの動かし方①（前腕回転運動，手首屈曲運動，手指律動運動）
- ☐ スケーラーの動かし方②（垂直，水平，斜め）
- ☐ スケーラーの使用部位（ブレードの先端2～3mm）
- ☐ スケーラーへの適切な側方圧
- ☐ スケーリングの精度
- ☐ ルートプレーニングの精度
- ☐ 安全性への配慮
- ☐ 痛みや不快感への配慮
- ☐ 清潔域・不潔域の理解
- ☐ 術中の適度な声掛け
- ☐ 術後に起こり得ることの説明
- ☐ 術前・術後の歯周プローブによる根面の状態の確認

V 上顎前歯部唇側

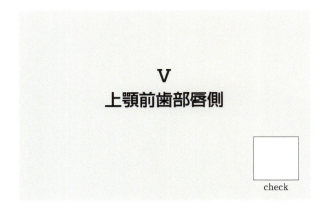

【ポジション】
前方位もしくは後方位

【マネキンの顔の位置】
術者に向けるか正面

【レスト】
口腔内レスト

【使用するスケーラー】
グレーシースケーラー：#5/6

【ポジション：前方位】

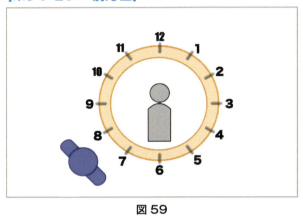

図59

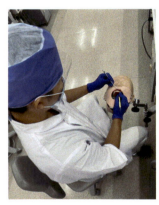

図60

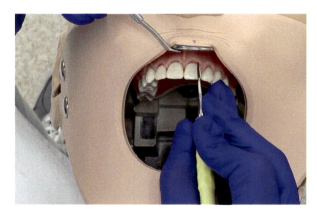

図61 口腔内フィンガーレスト（パームダウン）.

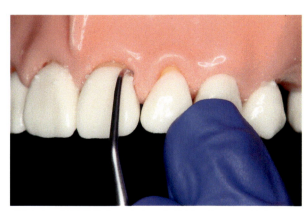

図62 上顎隣接歯の咬合面か唇側面あるいは切縁にレストをおく.

【ポジション：後方位】

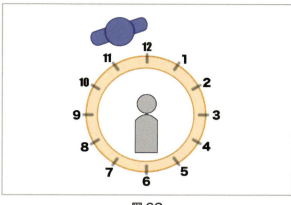
図63

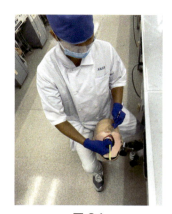
図64

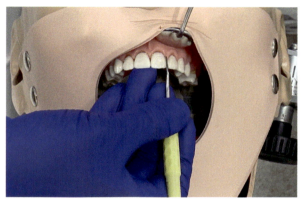
図65　口腔内フィンガーレスト（パームアップ）．

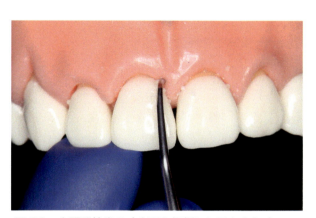
図66　上顎隣接歯の咬合面か切縁にレストをおく．

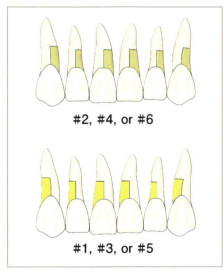
図67

✓ スケーリング・ルートプレーニング チェックポイント

- ☐ ポジション
- ☐ マネキンの顔の方向
- ☐ 適切な番号のスケーラーの使用
- ☐ スケーラーの持ち方
- ☐ レスト
- ☐ スケーラーの動かし方①（前腕回転運動，手首屈曲運動，手指律動運動）
- ☐ スケーラーの動かし方②（垂直，水平，斜め）
- ☐ スケーラーの使用部位（ブレードの先端2〜3mm）
- ☐ スケーラーへの適切な側方圧
- ☐ スケーリングの精度
- ☐ ルートプレーニングの精度
- ☐ 安全性への配慮
- ☐ 痛みや不快感への配慮
- ☐ 清潔域・不潔域の理解
- ☐ 術中の適度な声掛け
- ☐ 術後に起こり得ることの説明
- ☐ 術前・術後の歯周プローブによる根面の状態の確認

VI 上顎前歯部口蓋側

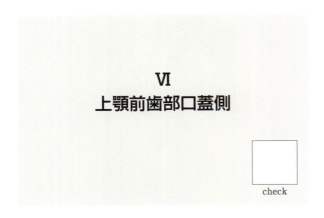

【ポジション】
前方位もしくは後方位

【マネキンの顔の位置】
術者に向けるか正面

【レスト】
口腔内レスト

【使用するスケーラー】
グレーシースケーラー：#5/6

check

【ポジション：側方位】

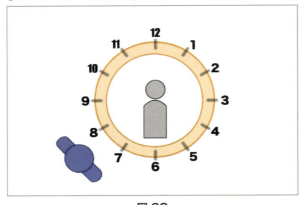

図68

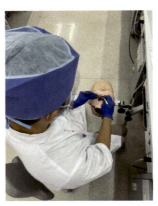

図69

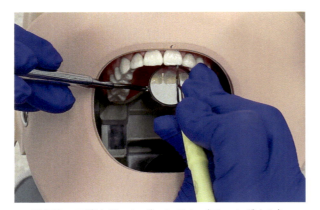

図70 口腔内フィンガーレスト（パームダウン）．

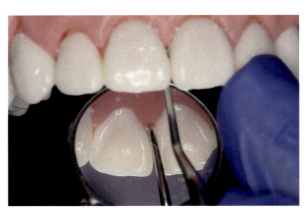

図71 上顎隣接歯の咬合面か切縁にレストをおく．ミラーは鏡視と間接照明に使用する．

【ポジション：後方位】

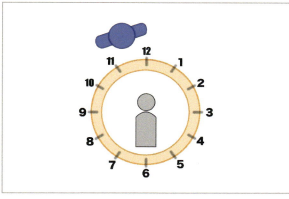
図72

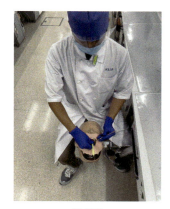
図73

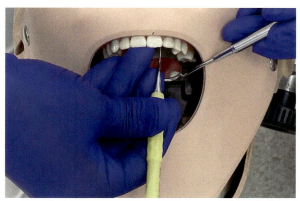
図74　口腔内フィンガーレスト（パームアップ）．

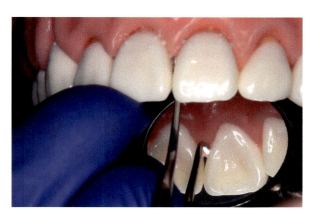
図75　上顎隣接歯の咬合面か切縁にレストをおく．ミラーは鏡視と間接照明に使用する．

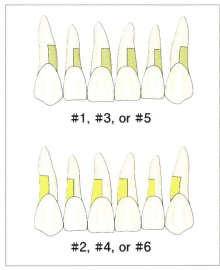
図76

✓ スケーリング・ルートプレーニング チェックポイント

- □ ポジション
- □ マネキンの顔の方向
- □ 適切な番号のスケーラーの使用
- □ スケーラーの持ち方
- □ レスト
- □ スケーラーの動かし方①（前腕回転運動，手首屈曲運動，手指律動運動）
- □ スケーラーの動かし方②（垂直，水平，斜め）
- □ スケーラーの使用部位（ブレードの先端2～3mm）
- □ スケーラーへの適切な側方圧
- □ スケーリングの精度
- □ ルートプレーニングの精度
- □ 安全性への配慮
- □ 痛みや不快感への配慮
- □ 清潔域・不潔域の理解
- □ 術中の適度な声掛け
- □ 術後に起こり得ることの説明
- □ 術前・術後の歯周プローブによる根面の状態の確認

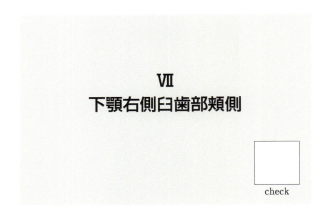

Ⅶ 下顎右側臼歯部頬側

【ポジション】
前方位もしくは後方位

【マネキンの顔の位置】
術者の反対側か正面

【レスト】
口腔内レストもしくは
フィンガーオンフィンガー

【使用するスケーラー】
グレーシースケーラー：#7/8　#11/12　#13/14

【ポジション：前方位】

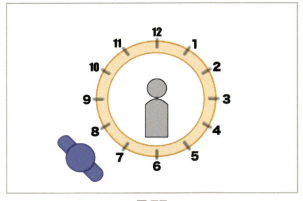

図77

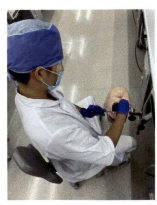

図78

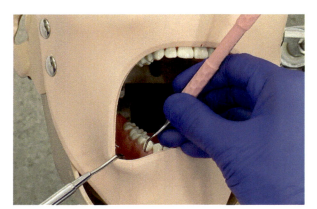

図79 口腔内フィンガーレスト（パームダウン）.

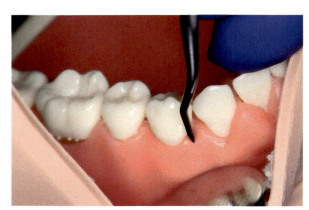

図80 直視と直接照明を十分に入れるためにミラーで頬粘膜を圧排する.

【ポジション：後方位】

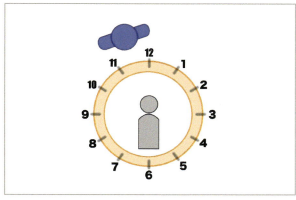
図81

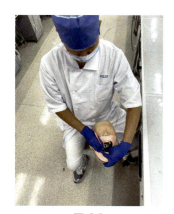
図82

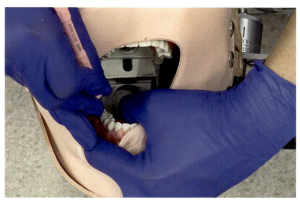
図83 口腔内フィンガーオンフィンガーレスト（パームダウン）．

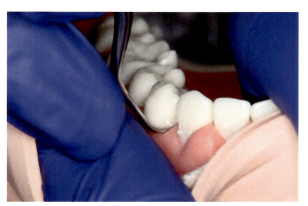
図84 左手の示指を下顎右側の頰側口腔前庭におき，その示指の上にレストをおく．小臼歯部のみに有効．

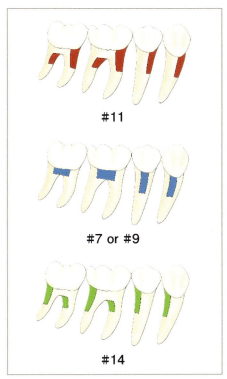
図85

✓ スケーリング・ルートプレーニング チェックポイント

- ☐ ポジション
- ☐ マネキンの顔の方向
- ☐ 適切な番号のスケーラーの使用
- ☐ スケーラーの持ち方
- ☐ レスト
- ☐ スケーラーの動かし方①（前腕回転運動，手首屈曲運動，手指律動運動）
- ☐ スケーラーの動かし方②（垂直，水平，斜め）
- ☐ スケーラーの使用部位（ブレードの先端2～3mm）
- ☐ スケーラーへの適切な側方圧
- ☐ スケーリングの精度
- ☐ ルートプレーニングの精度
- ☐ 安全性への配慮
- ☐ 痛みや不快感への配慮
- ☐ 清潔域・不潔域の理解
- ☐ 術中の適度な声掛け
- ☐ 術後に起こり得ることの説明
- ☐ 術前・術後の歯周プローブによる根面の状態の確認

Ⅷ 下顎右側臼歯部舌側

【ポジション】
前方位

【マネキンの顔の位置】
術者に向ける

【レスト】
口腔内レスト

【使用するスケーラー】
グレーシースケーラー：#7/8　#11/12　#13/14

【ポジション：前方位】

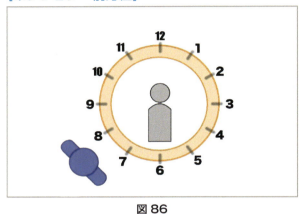

図86

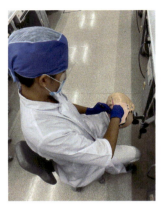

図87

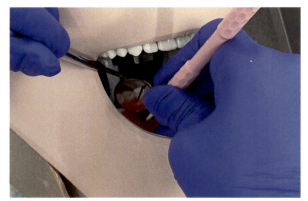

図88　口腔内フィンガーレスト（パームダウン）．

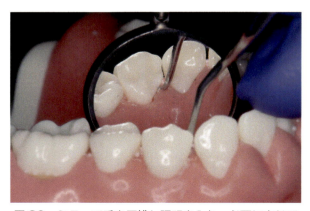

図89　ミラーで舌を圧排し照明を入れ，必要に応じて鏡視する．

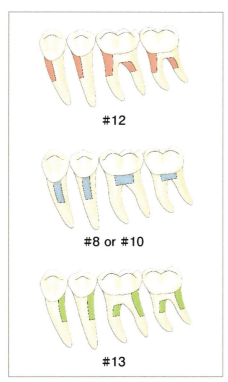

#12

#8 or #10

#13

図90

✓ スケーリング・ルートプレーニング チェックポイント

- ☐ ポジション
- ☐ マネキンの顔の方向
- ☐ 適切な番号のスケーラーの使用
- ☐ スケーラーの持ち方
- ☐ レスト
- ☐ スケーラーの動かし方①（前腕回転運動，手首屈曲運動，手指律動運動）
- ☐ スケーラーの動かし方②（垂直，水平，斜め）
- ☐ スケーラーの使用部位（ブレードの先端2〜3mm）
- ☐ スケーラーへの適切な側方圧
- ☐ スケーリングの精度
- ☐ ルートプレーニングの精度
- ☐ 安全性への配慮
- ☐ 痛みや不快感への配慮
- ☐ 清潔域・不潔域の理解
- ☐ 術中の適度な声掛け
- ☐ 術後に起こり得ることの説明
- ☐ 術前・術後の歯周プローブによる根面の状態の確認

Chapter III 歯周基本治療

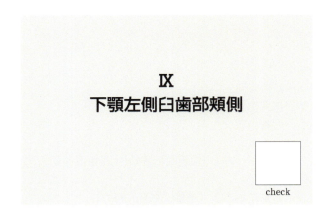

IX 下顎左側臼歯部頬側

□ check

【ポジション】
前方位もしくは側方位

【マネキンの顔の位置】
術者に向けるか正面

【レスト】
口腔内レストもしくは
フィンガーオンフィンガー

【使用するスケーラー】
グレーシースケーラー：#7/8　#11/12　#13/14

【ポジション：側方位】

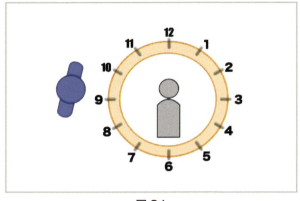

図91

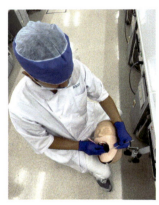

図92

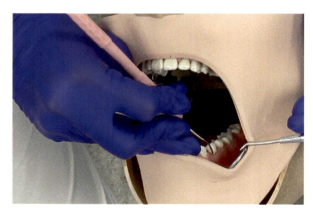

図93　口腔内フィンガーレスト（パームダウン）．

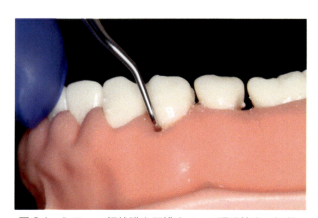

図94　ミラーで頬粘膜を圧排する．下顎隣接歯の切縁，咬合面あるいは頬側面にレストをおく．

【ポジション：前方位】

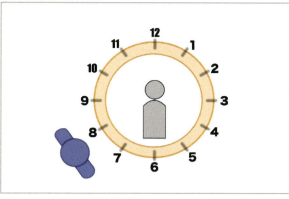
図95

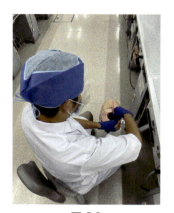
図96

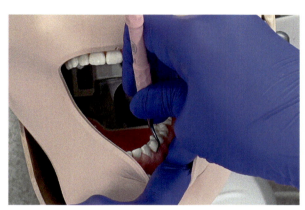
図97　口腔内フィンガーオンフィンガーレスト（パームダウン）．

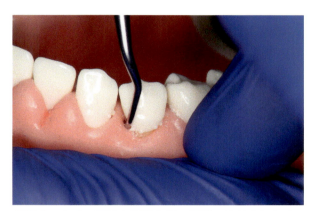
図98　左手の示指を下顎左側の頬側口腔前庭におく．直視と直接照明で行う．小臼歯のみに有効．

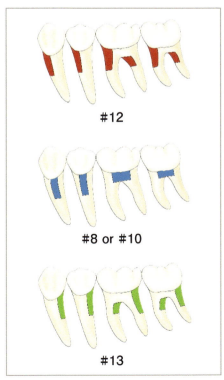
#12

#8 or #10

#13

図99

✓ スケーリング・ルートプレーニング チェックポイント

- ☐ ポジション
- ☐ マネキンの顔の方向
- ☐ 適切な番号のスケーラーの使用
- ☐ スケーラーの持ち方
- ☐ レスト
- ☐ スケーラーの動かし方①（前腕回転運動，手首屈曲運動，手指律動運動）
- ☐ スケーラーの動かし方②（垂直，水平，斜め）
- ☐ スケーラーの使用部位（ブレードの先端2〜3mm）
- ☐ スケーラーへの適切な側方圧
- ☐ スケーリングの精度
- ☐ ルートプレーニングの精度
- ☐ 安全性への配慮
- ☐ 痛みや不快感への配慮
- ☐ 清潔域・不潔域の理解
- ☐ 術中の適度な声掛け
- ☐ 術後に起こり得ることの説明
- ☐ 術前・術後の歯周プローブによる根面の状態の確認

X 下顎左側臼歯部舌側

【ポジション】
前方位

【マネキンの顔の位置】
術者の反対側に向ける

【レスト】
口腔内レスト

【使用するスケーラー】
グレーシースケーラー：#7/8 #11/12 #13/14

check

【ポジション：前方位】

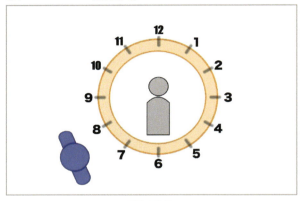

図100

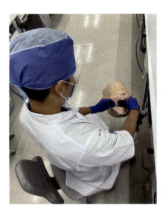

図101

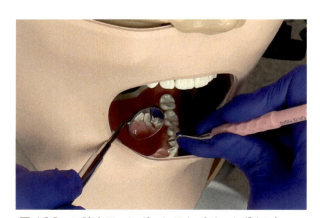

図102　口腔内フィンガーレスト（パームダウン）．

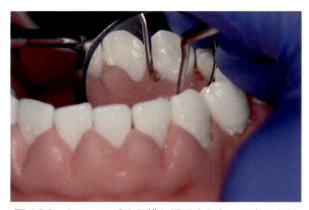

図103　ミラーで舌を圧排し照明を入れ，できるだけ直視で行う．

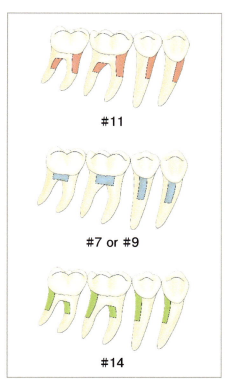

#11

#7 or #9

#14

図104

✓ スケーリング・ルートプレーニング チェックポイント

- ☐ ポジション
- ☐ マネキンの顔の方向
- ☐ 適切な番号のスケーラーの使用
- ☐ スケーラーの持ち方
- ☐ レスト
- ☐ スケーラーの動かし方①（前腕回転運動, 手首屈曲運動, 手指律動運動）
- ☐ スケーラーの動かし方②（垂直, 水平, 斜め）
- ☐ スケーラーの使用部位（ブレードの先端2～3mm）
- ☐ スケーラーへの適切な側方圧
- ☐ スケーリングの精度
- ☐ ルートプレーニングの精度
- ☐ 安全性への配慮
- ☐ 痛みや不快感への配慮
- ☐ 清潔域・不潔域の理解
- ☐ 術中の適度な声掛け
- ☐ 術後に起こり得ることの説明
- ☐ 術前・術後の歯周プローブによる根面の状態の確認

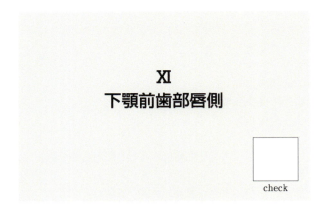

XI 下顎前歯部唇側

【ポジション】
前方位もしくは後方位

【マネキンの顔の位置】
術者に向けるか正面

【レスト】
口腔内レスト

【使用するスケーラー】
グレーシースケーラー：#5/6

【ポジション：前方位】

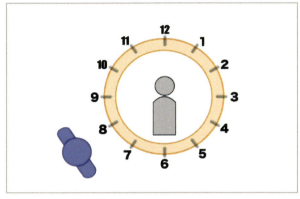

図105

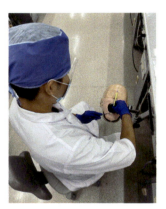

図106

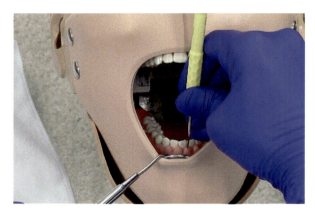

図107　口腔内フィンガーレスト（パームダウン）．

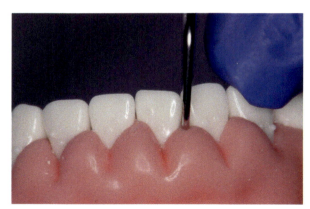

図108　下顎隣接歯の咬合面か切縁にレストをおく．

【ポジション：後方位】

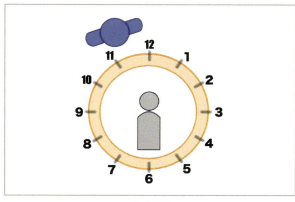
図109

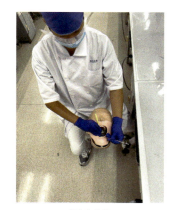
図110

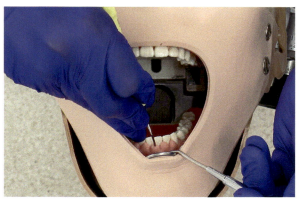
図111 口腔内フィンガーレスト（パームダウン）．

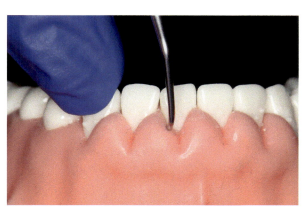
図112 下顎隣接歯の咬合面か切縁にレストをおく．

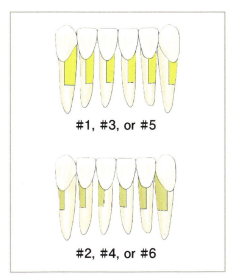
図113

✓ スケーリング・ルートプレーニング チェックポイント

- ☐ ポジション
- ☐ マネキンの顔の方向
- ☐ 適切な番号のスケーラーの使用
- ☐ スケーラーの持ち方
- ☐ レスト
- ☐ スケーラーの動かし方①（前腕回転運動，手首屈曲運動，手指律動運動）
- ☐ スケーラーの動かし方②（垂直，水平，斜め）
- ☐ スケーラーの使用部位（ブレードの先端2～3mm）
- ☐ スケーラーへの適切な側方圧
- ☐ スケーリングの精度
- ☐ ルートプレーニングの精度
- ☐ 安全性への配慮
- ☐ 痛みや不快感への配慮
- ☐ 清潔域・不潔域の理解
- ☐ 術中の適度な声掛け
- ☐ 術後に起こり得ることの説明
- ☐ 術前・術後の歯周プローブによる根面の状態の確認

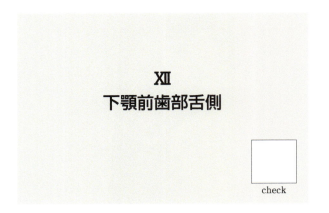

XII 下顎前歯部舌側

【ポジション】
前方位もしくは後方位

【マネキンの顔の位置】
術者に向けるか正面

【レスト】
口腔内レスト

【使用するスケーラー】
グレーシースケーラー：#5/6

【ポジション：前方位】

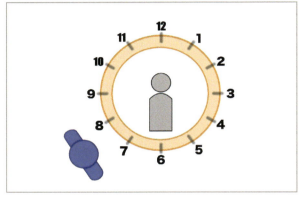

図114

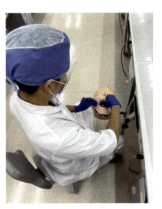

図115

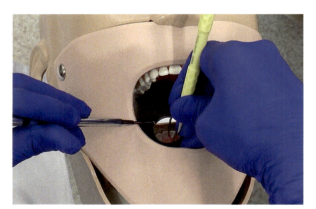

図116 口腔内フィンガーレスト（パームダウン）．

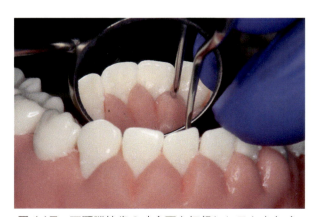

図117 下顎隣接歯の咬合面か切縁にレストをおく．ミラーは舌を圧排したり鏡視と間接照明に使用する．

【ポジション：後方位】

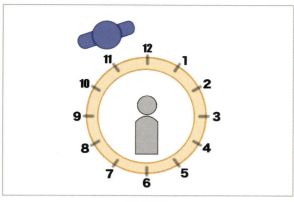

図118

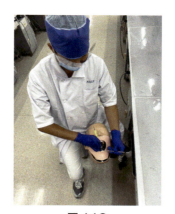

図119

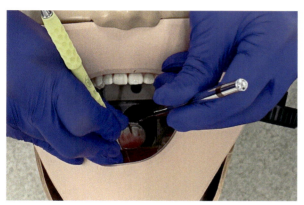

図120　口腔内フィンガーレスト（パームダウン）．

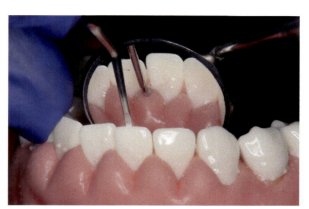

図121　ミラーは舌を圧排したり鏡視と間接照明に使用する．直視で行えることが多い．

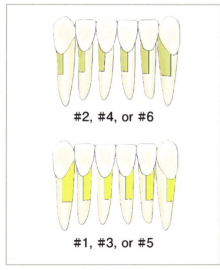

#2, #4, or #6

#1, #3, or #5

図122

✓ スケーリング・ルートプレーニング チェックポイント

- ☐ ポジション
- ☐ マネキンの顔の方向
- ☐ 適切な番号のスケーラーの使用
- ☐ スケーラーの持ち方
- ☐ レスト
- ☐ スケーラーの動かし方①（前腕回転運動，手首屈曲運動，手指律動運動）
- ☐ スケーラーの動かし方②（垂直，水平，斜め）
- ☐ スケーラーの使用部位（ブレードの先端2～3mm）
- ☐ スケーラーへの適切な側方圧
- ☐ スケーリングの精度
- ☐ ルートプレーニングの精度
- ☐ 安全性への配慮
- ☐ 痛みや不快感への配慮
- ☐ 清潔域・不潔域の理解
- ☐ 術中の適度な声掛け
- ☐ 術後に起こり得ることの説明
- ☐ 術前・術後の歯周プローブによる根面の状態の確認

2 ペリオドンタルインスツルメンテーション
3．シャープニング

【カッティングエッジの摩耗（鈍化）】

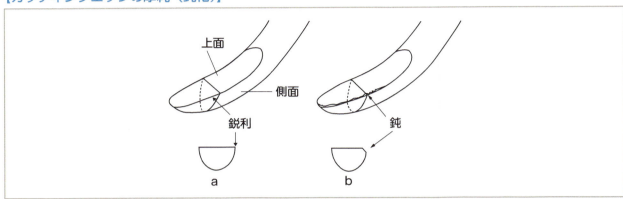

図 123

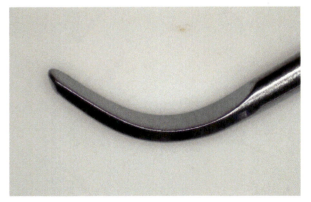

図 124　ダルキュレット（研磨前）．ホワイトラインが確認される．

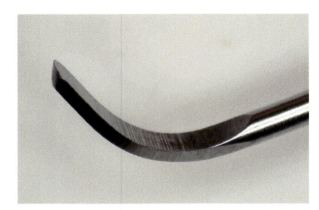

図 125　研磨後．

check

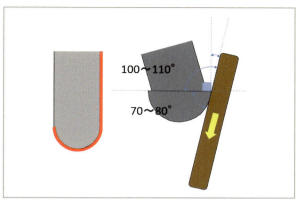

図126 刃部の上面を床に平行にする．

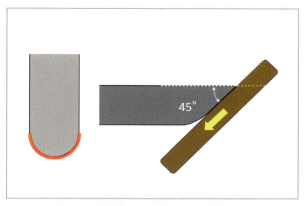

図127 先端は45度に砥石を傾ける．

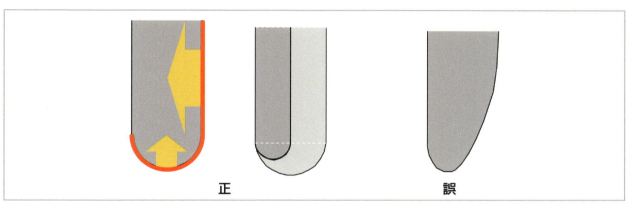

正　　　　誤

図128

> **まとめ**
>
> 1）**カッティングエッジの状態を確認**する
> ① 作業切縁に光を当てる（実体顕微鏡の使用）．
> ② テストスティックを用いる→こすりつけない．
> ③ 指の爪に軽くこすりつける→感染予防の点から行わない．
> ④ 手指の感覚による．
>
> 2）手技
> ① スケーラーを刃の上面を床に平行になるように**パームグラスプ**で持つ．
> ② 砥石を刃の側面にあて，上面となす角を100～110°にする．
> ③ **砥石のみを上から下へ動かす．**最後は下に動かして終了する．
> ④ 刃部が砥石と常に接するようにスケーラーを回転させる．
> ⑤ 砥石にオイル（グリセリン）を塗布する．砥石の目詰まりや摩擦熱の発生を軽減する目的がある．
> ⑥ 正しければスラッジ（黒い泥状のもの）が刃部内面にできる．
> ⑦ 先端は45度で当てる．
> ⑧ **元の形態を保持する．**

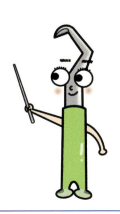

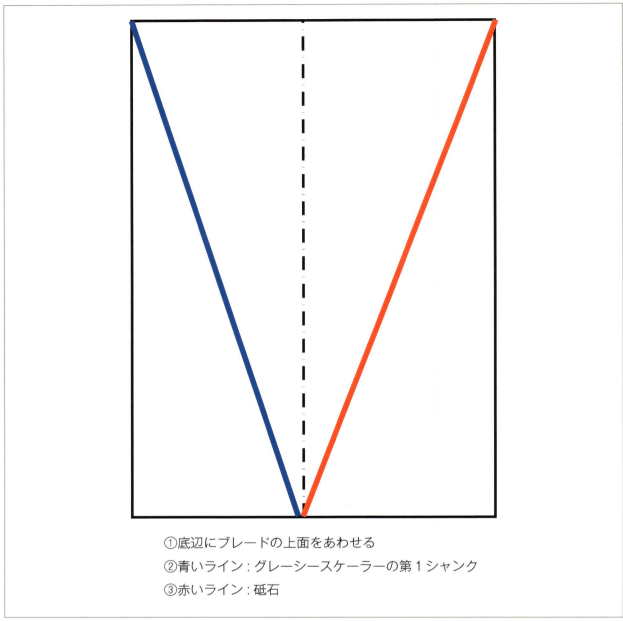

①底辺にブレードの上面をあわせる
②青いライン：グレーシースケーラーの第1シャンク
③赤いライン：砥石

図129

Chapter Ⅲ

歯周基本治療

MEMO

3 歯周基本治療
暫間固定

目的

▶動揺歯を一時的に固定して歯周組織の安静を図ることを目的としている.

▶急性症状が認められる歯,歯周基本治療後に一時的に動揺度が増加した歯,歯周外科手術対象部位で動揺が認められる歯に対して行われる.

適応症

①動揺が強く,安定した咬合が得られない場合.

②スケーリング・ルートプレーニングの術中もしくは術後に一時的に動揺が増加した場合.

③歯周組織の慢性炎症の急性化,あるいは外傷によって歯が一時的に動揺を増した場合.

④歯周外科治療後,一過性に歯の動揺の増加が懸念される場合.

⑤矯正治療終了後,歯の後戻りを防止するため.

⑥スケーリング・ルートプレーニングを行いやすくするため.

⑦審美的問題がある場合,予後不良歯を暫間的に保存し,再評価後に処置を行う.

術式

①**外側性固定（歯の切削を必要としない）**

 ＜固定式＞

 ・**エナメルボンディングレジン固定**（ダイレクトボンディングシステム固定,接着性レジン固定）

 ・**ワイヤー結紮固定**（Barkann 法）

 ・**ワイヤー結紮レジン固定**（Sorrin 法）

 ・舌面板の接着性レジン固定

 ・メッシュレジン固定

 ＜可撤式＞

 ・オクルーザルスプリント

 ・Hawley タイプの床固定

 ・連続鋳造鉤固定

②**内側性固定（歯の切削を必要とする）**

 ＜固定式＞

 ・**ワイヤーレジン固定（A-splint）**

 ・ウィングロックを使用した固定

③**プロビジョナル固定（歯の切削を必要とする）**

 ・支台歯形成後にレジン系材料を用いた修復物や補綴装置による固定

I 暫間固定①
——エナメルボンディングレジン固定法

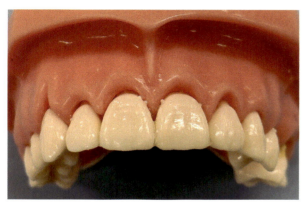

図1 エナメルボンディングレジン固定(スーパーボンド®). 術前(13-23：正面観).

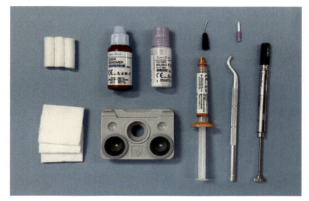

図2 使用器具および材料.

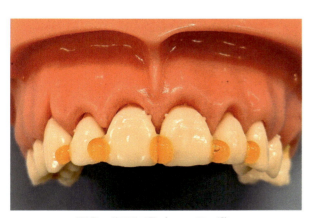

図3 歯面処理(エッチング).

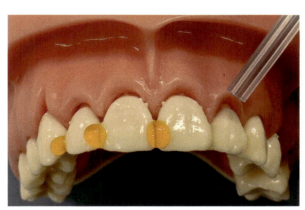

図4 水洗・乾燥.

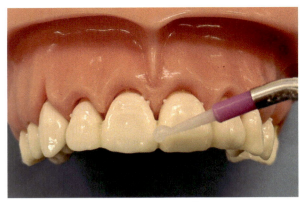
図5 スーパーボンド®塗布.

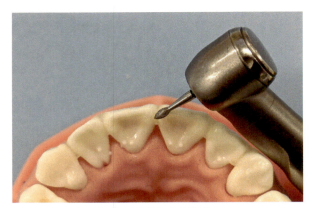
図6 形態修正と研磨.

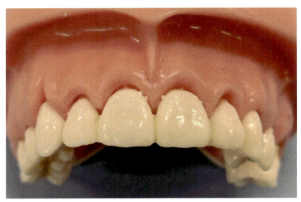
図7 エナメルボンディングレジン固定（スーパーボンド®）．術後（正面観）．

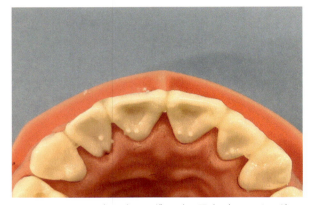
図8 エナメルボンディングレジン固定（スーパーボンド®）．術後（切縁観）．

II
暫間固定②
——ワイヤーレジン固定法：A-splint

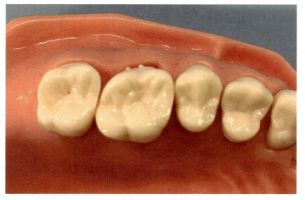

図1　術前（17-14：咬合面観）．15 動揺度の確認．

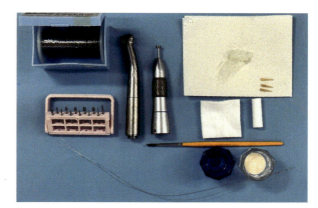

図2　使用器具および材料．

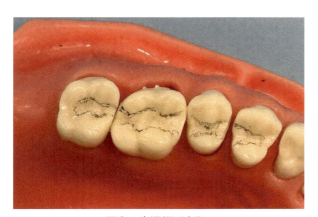

図3　窩洞概形印記．

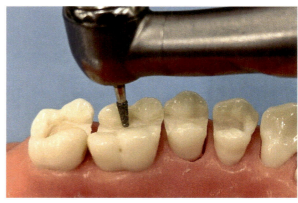

図4　窩洞形成．ダイヤモンドバーをタービンに装着し，バーの長さをガイディングデプスとする．

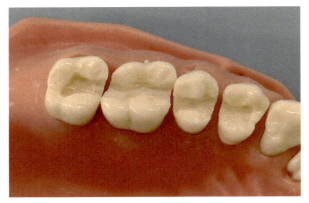

図5 窩洞形成完了.

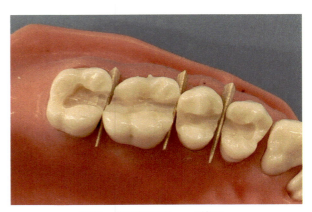

図6 歯間部にウェッジ挿入.

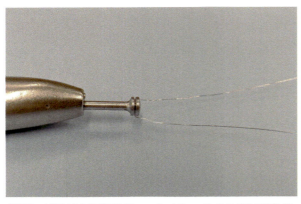

図7 補強線の調整法①. マンドレールの先端に結紮線をつける.

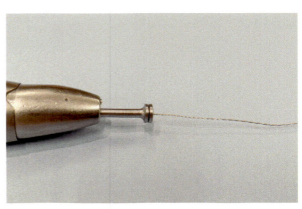

図8 補強線の調整法②. 結紮線両端を持ち回転させると結紮線を2重に撚ることができる.

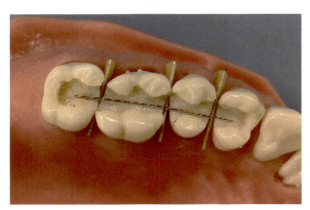

図9 補強線を適当な長さに切り窩洞内に設置する.

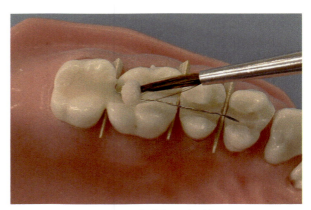

図10 即時重合レジン填入.

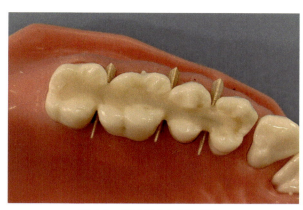

図11 即時重合レジン填入.

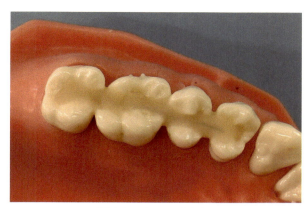

図12 ウェッジ除去.

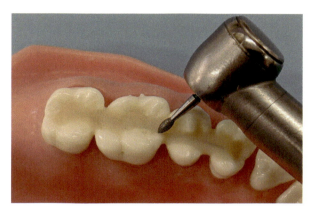

図13 咬合調整および形態修正.

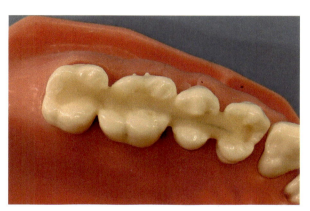

図14 ワイヤーレジン固定（A-splint）.
術後（咬合面観）.

III
暫間固定③
——ワイヤー結紮固定法：Barkann法

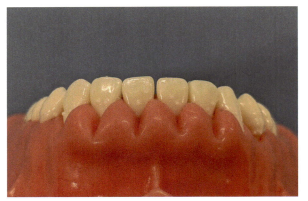

図1 ワイヤー結紮固定（Barkann法）．術前（42-32：正面観）．

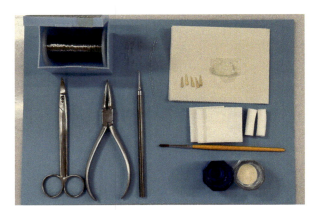

図2 使用器具および材料．

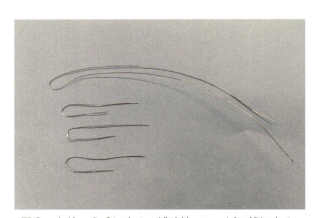

図3 主線－2重にする．補助線－ヘアピン状にする．

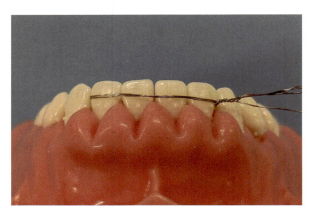

図4 主線を施術部位に巻きつける．

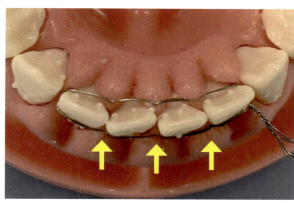

図5 主線を歯間部に押し込み圧痕をつける（矢印）.

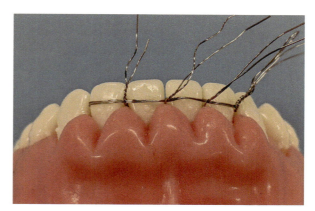

図6 補助線の結紮.

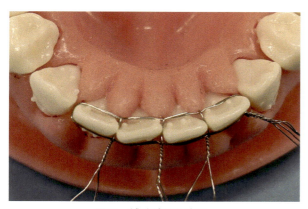

図7 補助線結紮完了.

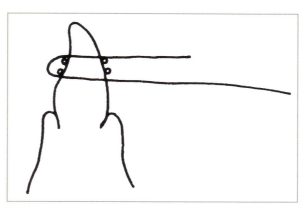

図8 主線と補助線の位置関係（イラスト）.

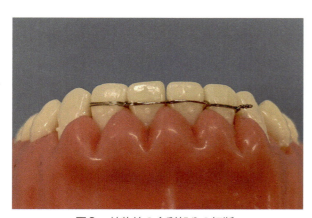

図9 結紮線の余剰部分の切断.

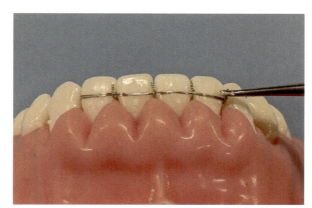

図10 余剰部の切端方向への圧接.

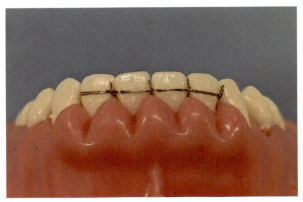

図11 ワイヤー結紮固定（Barkann法）．術後（正面観）．

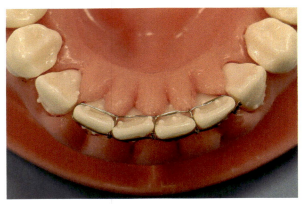

図12 ワイヤー結紮固定（Barkann法）．術後（切縁観）．

check

IV
暫間固定④
――ワイヤー結紮レジン固定法：Sorrin法

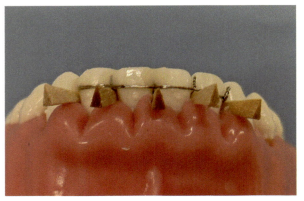

図1 各歯間部とウッドウェッジ（木製歯間刺激子）もしくはつまようじに薄くワセリンを塗布して挿入する．

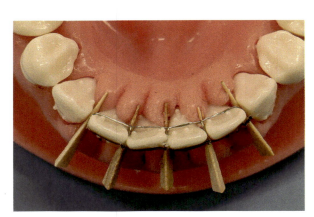

図2 切縁観．

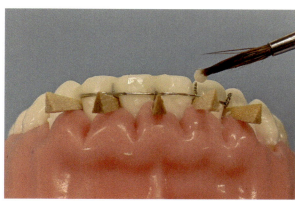

図3 即時重合レジンの築盛.

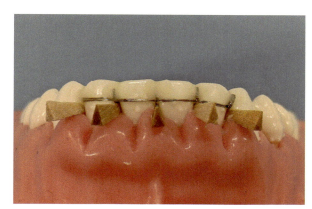

図4 即時重合レジンの築盛後.

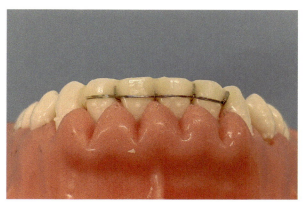

図5 ウェッジ除去時.

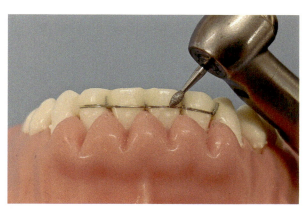

図6 形態修正および研磨.

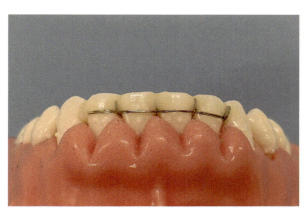

図7 ワイヤー結紮レジン固定（Sorrin法）．術後（正面観）．

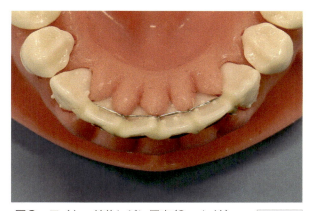

図8 ワイヤー結紮レジン固定（Sorrin法）．術後（切縁観）．

MEMO

Chapter

IV

歯周外科治療

1 縫合
——ペリオドンタルスーチャリング

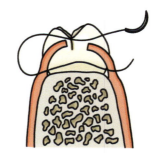
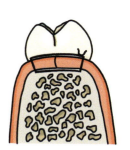

主な縫合法

① 単純縫合
② 8の字縫合
③ 係留（アンカー）縫合
④ 縦（垂直）マットレス縫合およびその変法
⑤ 横（水平）マットレス縫合およびその変法
⑥ 縦横マットレス縫合の変法
⑦ オーバーレイ縫合
⑧ 懸垂縫合およびその変法
⑨ 骨膜縫合
⑩ ループ縫合
⑪ スーチャーボンディング（2点法，4点法）

【縫合糸の構成】

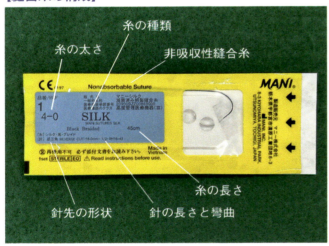

図1

【縫合糸の太さ】

USPサイズ	12-0	11-0	10-0	9-0	8-0	7-0	6-0	5-0	4-0	3-0	2-0	0
CV規格						CV-8	CV-7	CV-6	CV-5	CV-4		
JISサイズ								1	2	3	4	5
直径(mm) 最小値	0.001	0.010	0.020	0.030	0.040	0.050	0.070	0.10	0.15	0.20	0.30	0.35
直径(mm) 最大値	0.009	0.019	0.029	0.039	0.049	0.069	0.099	0.149	0.199	0.249	0.339	0.399

USP（アメリカ薬局方）

図2

【縫合針の構成】

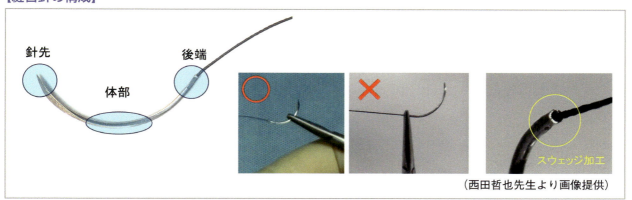

図3　縫合針は，針先・体部（サークル）・後端（スウェッジ加工部）からなる．持針器で針先および後端を持つことは避ける．

【縫合針の彎曲の種類】

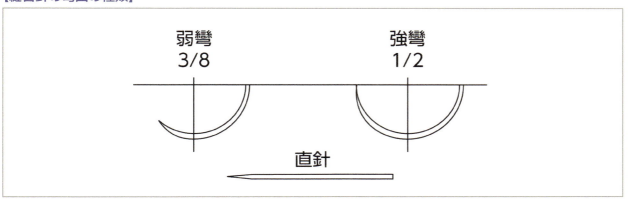

図4　歯間部を縫合する際は，一般的に3/8サークルを用いる．縦切開部の縫合や骨膜縫合の際は，1/2サークルが有用となる場合が多い．

【針先の形状】

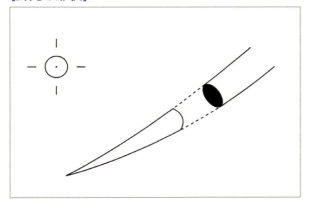

図5　丸針．組織の穿通にやや力を要する．組織障害が少なく口腔粘膜の縫合に適している．

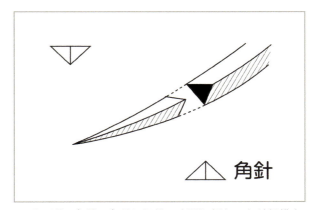

図6　逆三角針．角針は組織の穿通に優れており組織を断裂しやすいことから，歯科領域では組織の断裂を抑えるために逆角針が用いられる．

【結紮の種類】男結び・角結び・square knot

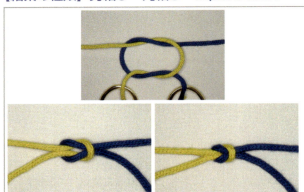

<特徴>
- 1回目と2回目の結び目の方向が逆.
- 結び目が緩みにくい.
- 後から張力を増すこと（増し締め）ができない.
  ＊ゴアテックス®スーチャーでは可能.

図7 男結び・角結び（square knot）.

女結び・引き結び・slip knot

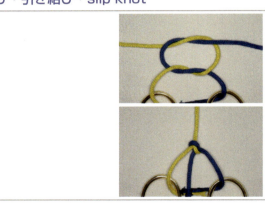

<特徴>
- 1回目と2回目の結び目の方向が同じ.
- 結び目が緩みやすい.
- 後から張力を増すこと（増し締め）ができる.
- 仮結紮に有用である.

図8 女結び・引き結び（slip knot）.

外科結び・surgeon's knot

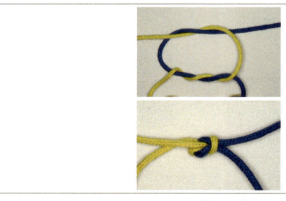

<特徴>
- 1回目の結び目の際に糸を2回絡ませ，2回目の結び目は1回目と逆の方向に糸を1回絡ませる.
- 確実で安定した縫合張力が得られる.

図9 外科結び（surgeon's knot）.

【持針器の把持法①】

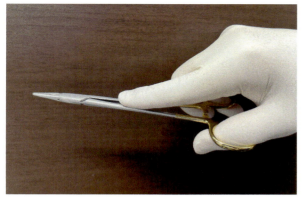

図10　立位での処置に用いる.

【持針器の把持法②】

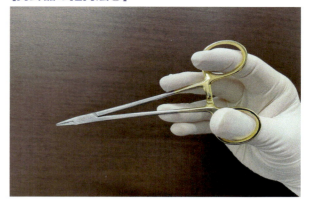

図11　座位での処置に用いる.

【持針器の把持法③】

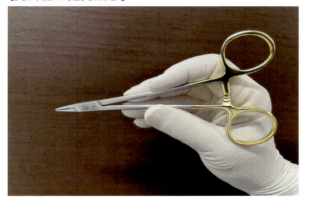

図12　骨膜に針を刺入する際などに用いる.

― 切開・縫合実習キット オペガム ―

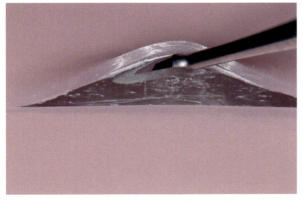

図13　全層弁（粘膜骨膜弁）剥離.

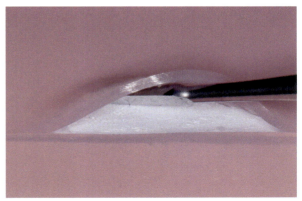

図14　部分層弁（粘膜弁）剥離.

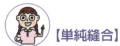【単純縫合】

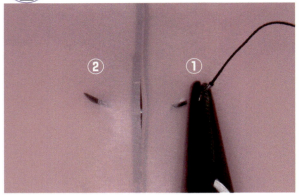

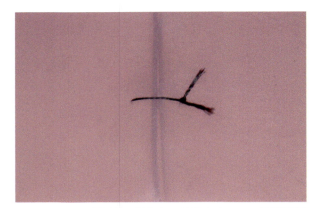

図15 ①から刺入する．粘膜面に対して針を直角に刺入する．①と②の位置は切開線から等距離とする．

図16 刺入点で結紮する．

check

【8の字縫合】

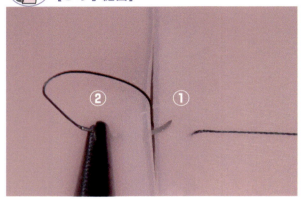

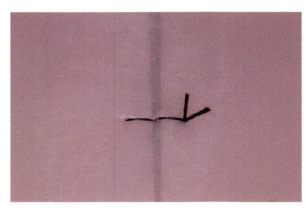

図17 ①と②はいずれも外側より刺入する．

図18 切開線内を糸が通過する．抜糸時に口腔外の糸が組織内を通ることがマイナス面である．

check

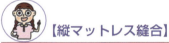【縦マットレス縫合】

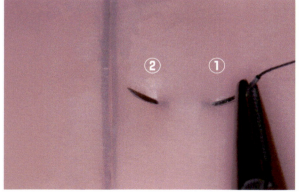

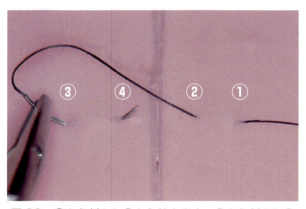

図19 マットレス縫合は片側の弁に2回糸が通る（①と②）ことが特徴．

図20 ①から刺入し②から針を出す．③から刺入し④から針を出す．

縫合の難易度

▶難易度1： 　　▶難易度2： 　　▶難易度3：

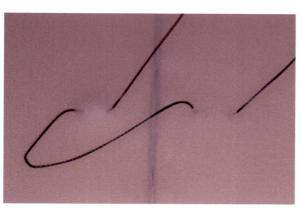

図21

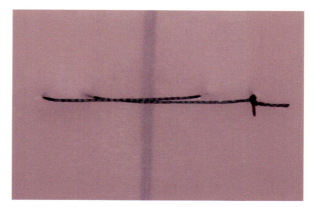

図22 縫合糸が切開線に直交する.

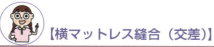

【横マットレス縫合（交差）】

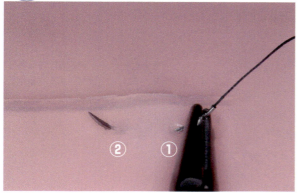

図23 ①から刺入し②から針を出す．切開線に平行に運針する．

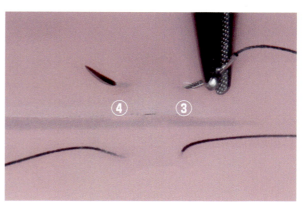

図24 ③から刺入し④から針を出す．

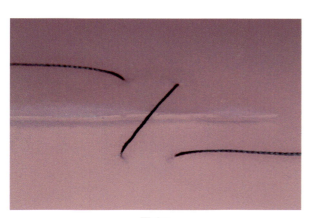

図25

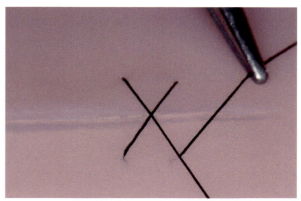

図26 縫合糸が切開線上で交差する．

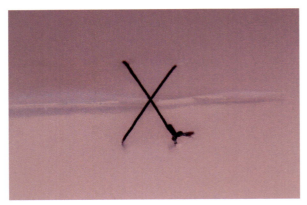

図 27　刺入点で結紮する．

check

【横マットレス縫合】

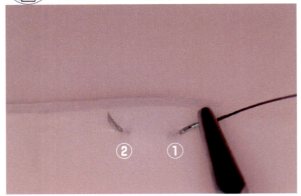

図 28　①から刺入し②から針を出す．

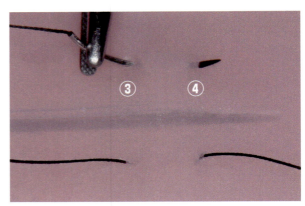

図 29　③から刺入し④から針を出す．

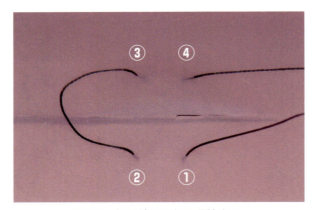

図 30　切開線に平行に運針する．

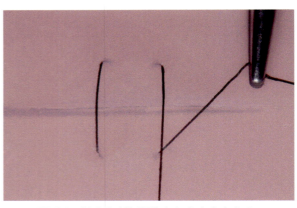

図 31　縫合糸が切開線上を 2 本直交する．

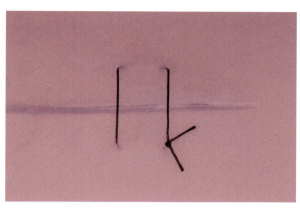

図32 刺入点で結紮する.

顎歯模型による縫合練習【単純縫合】

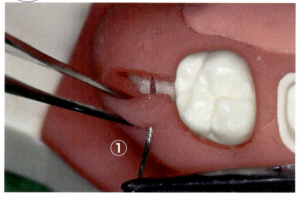

図33 ＊刺入位置は歯肉辺縁から2mm，縫合糸間は3mm離すようにする.

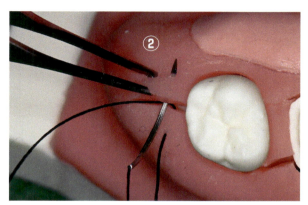

図34 粘膜面に対して針を直角に刺入する.

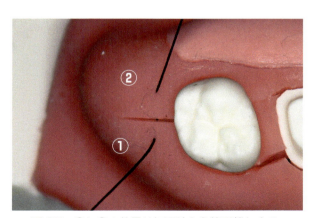

図35 ①と②の位置は切開線から等距離とする.

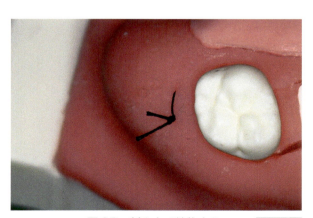

図36 刺入点で結紮する.

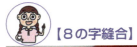
【8の字縫合】

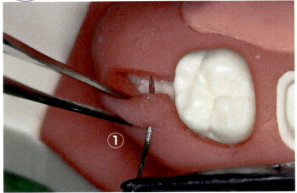

図37

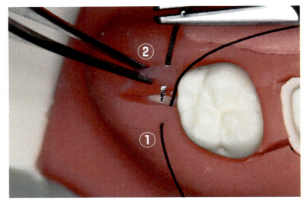

図38 ①と②はいずれもフラップ外側より刺入する.

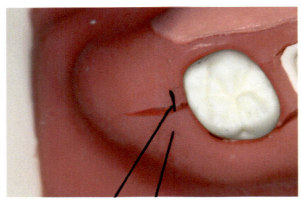

図39

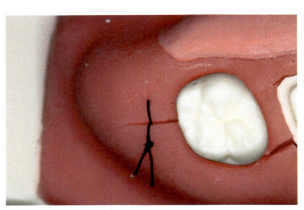

図40 切開線内に縫合糸が通る.

check

【係留（アンカー）縫合】

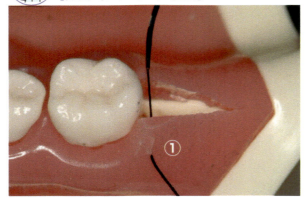

図41 ①頰側より刺入する.

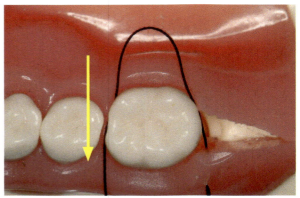

図42 35-36間に糸を通す.

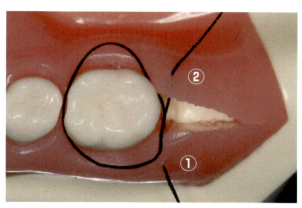

図43 ②フラップ内側より刺入する．

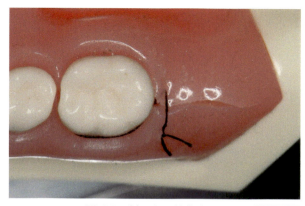

図44 刺入点で結紮する．

check

【垂直（縦）マットレス縫合①】

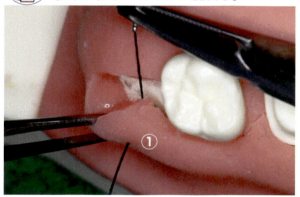

図45 ①歯肉辺縁より約5mm離した位置に刺入する．

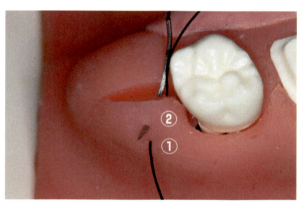

図46 ①と②は約3mm程度離す．

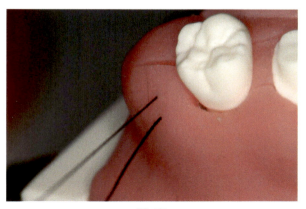

図47

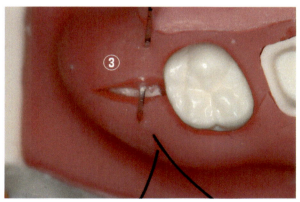

図48 ③口蓋側フラップ外側から歯肉辺縁約3mmの位置に刺入する．

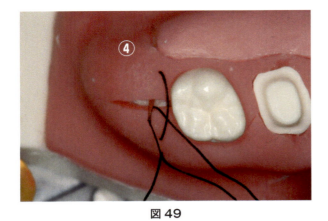
図49

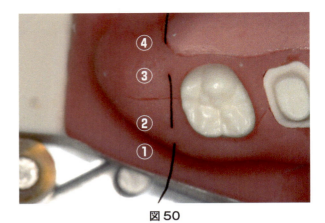
図50

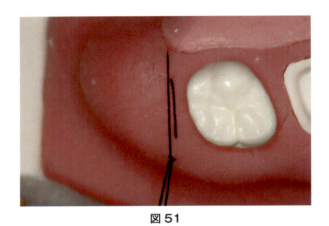
図51

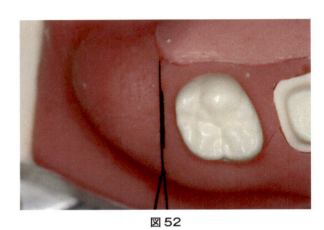
図52

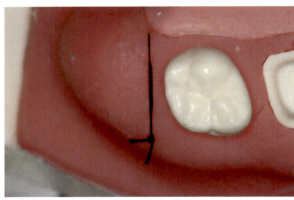

図53 刺入点で結紮する．

check

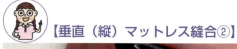
【垂直(縦)マットレス縫合②】

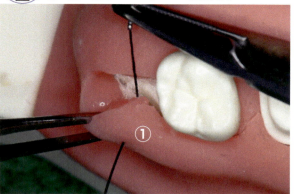
図54

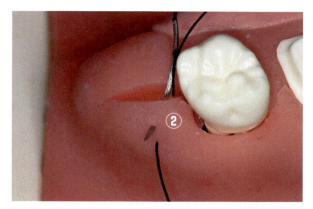
図55

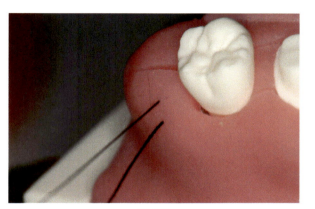
図56

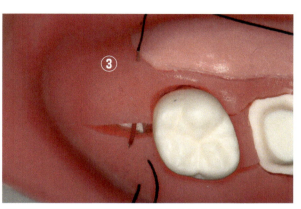
図57　③口蓋側フラップ外側から歯肉辺縁約5mmの位置に刺入する.

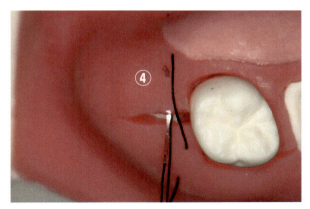
図58

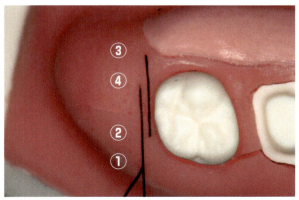
図59

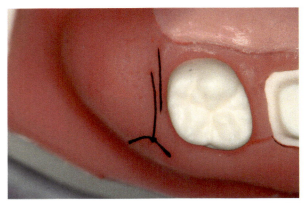

図60 刺入点で結紮する．

【垂直（縦）マットレス縫合の変法】－ Laurell テクニック（1994）

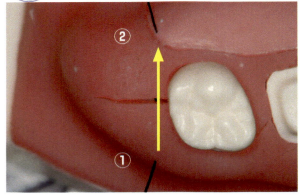

図61 ①歯肉辺縁より約5mm離した位置に刺入する．

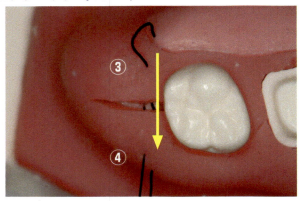

図62

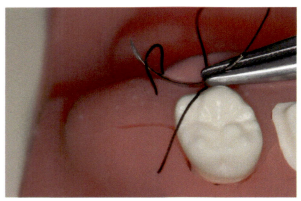

図63 ④後に舌側のループに針を通してループを頰側に移動させる．

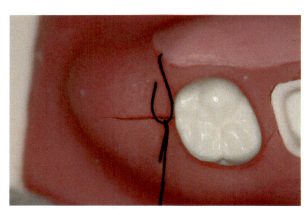

図64

104

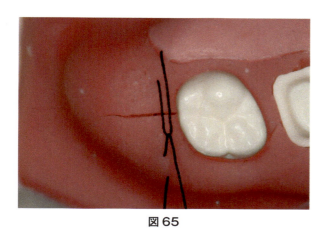

図65

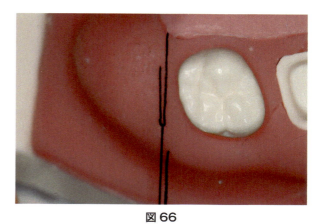

図66

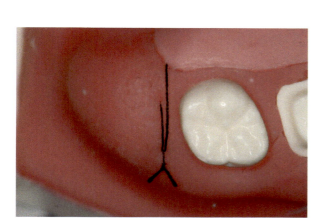

図67 刺入点で結紮する.

check

【水平（横）マットレス縫合】【交差マットレス縫合（外側性）】

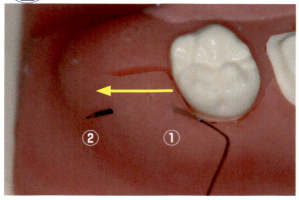

図68

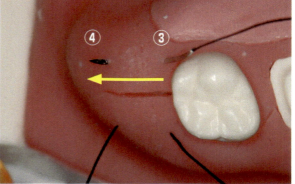

図69

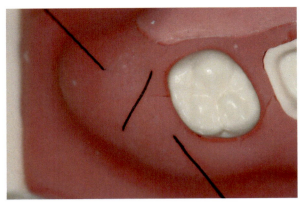
図70

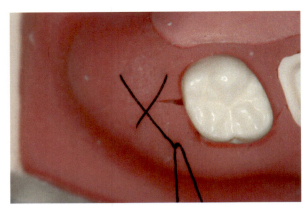
図71　縫合糸が切開線上で交差する．

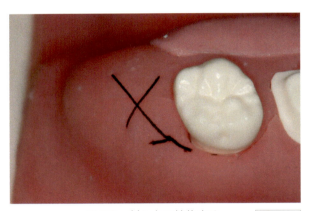
図72　刺入点で結紮する．

check

【水平（横）マットレス縫合】

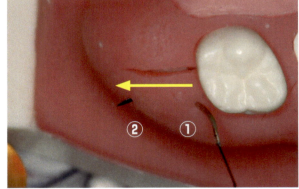
図73

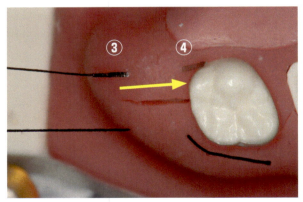
図74

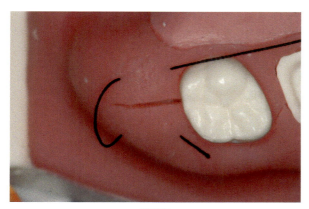

図 75

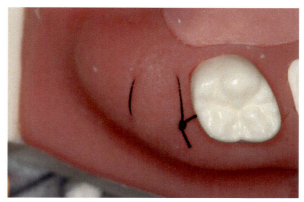

図 76 縫合糸が切開線上を2本直交する．水平マットレス縫合終了．

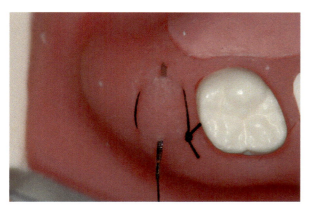

図 77 中央部に単純縫合を追加．

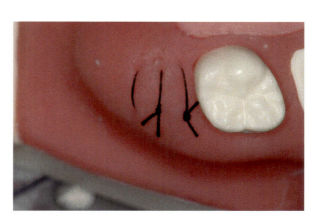

図 78

【内側性クロスマットレス縫合＋縦横マットレス縫合の変法】

＊16遠心垂直性（2壁性）骨欠損＋頬側根分岐部病変（2度）へ骨移植術とGTR法を併用．
　フラップデザインは，Modified Papilla Preservation Technique（Cortellini P, 1995）とした．

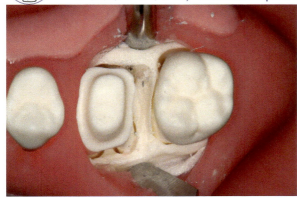

図 79

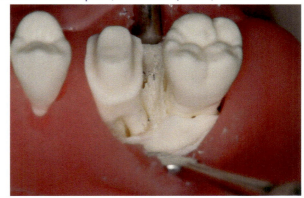

図 80

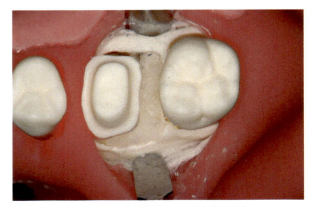
図81 骨移植材填入時（咬合面観）.

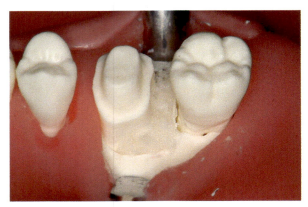
図82 骨移植材填入時（頰側面観）.

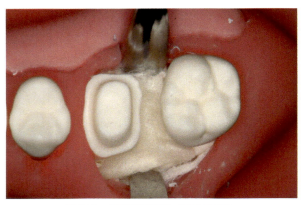
図83 GTR膜設置（咬合面観）.

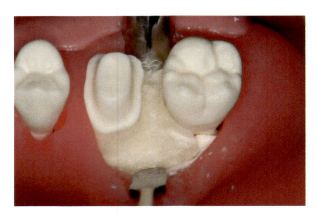
図84 GTR膜設置（頰側面観）.

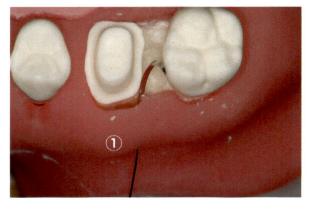
図85 holding suture（黒糸）を内側性クロスマットレス縫合で行う.
＊歯肉辺縁から最低5mm離した位置に針を刺入.

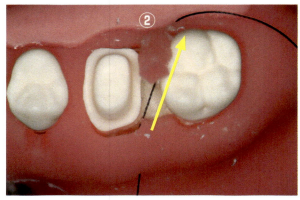
図86

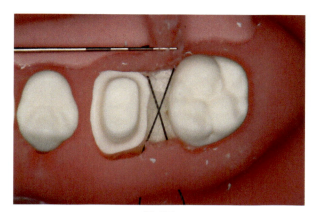

図87

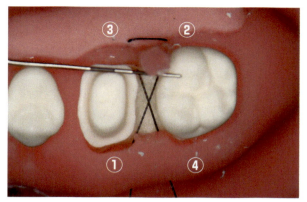

図88 この時点では結紮は行わない．④後に縫合糸は長めに残して切っておく．

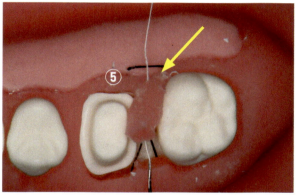

図89 closing suture（白糸）を縦横マットレス縫合の変法で行う．矢印の位置から針を刺入する．

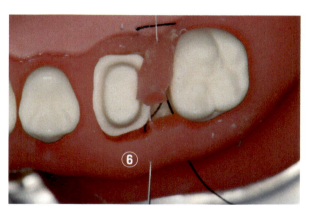

図90

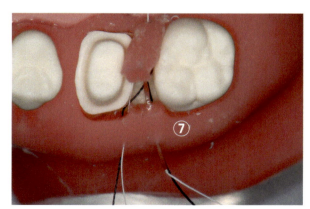

図91

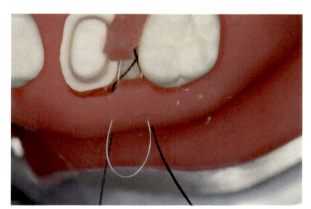

図92 頬側にループを作っておく．

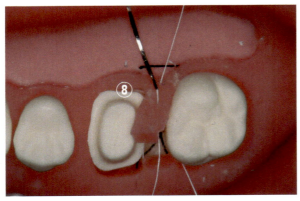
図93

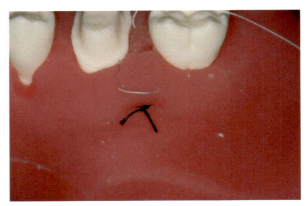
図94　この時点でholding suture（黒糸）の結紮を行う．

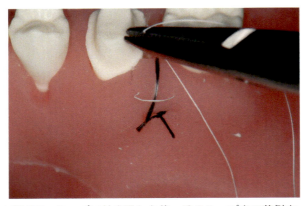
図95　ループに針を通した後，そのループを口蓋側方向に移動させる．

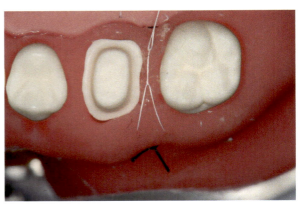
図96　刺入点で結紮する．

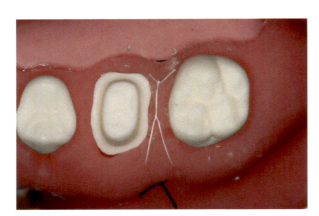
図97　縦横マットレス縫合の変法終了時．

check

【オーバーレイ縫合】

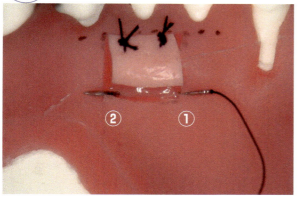

図98 骨膜への針の刺入（持針器の把持法③推奨）.
＊骨面に針先を当てた後に骨面に沿って針先を滑らす.

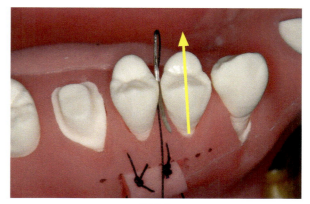

図99

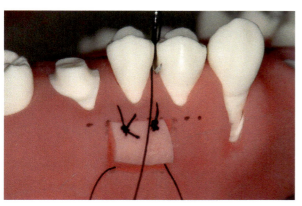

図100

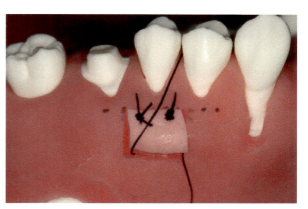

図101

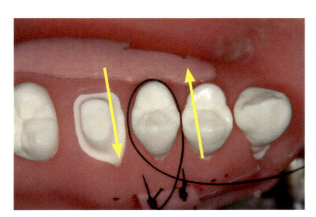

図102

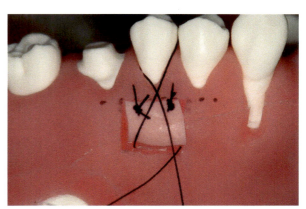

図103

Chapter IV 歯周外科治療

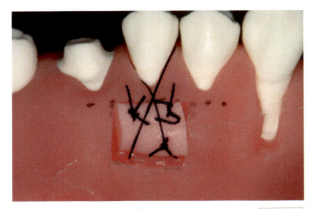

図104

check

【懸垂縫合 (Sling suture)】

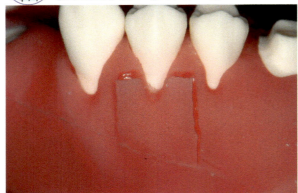

図105

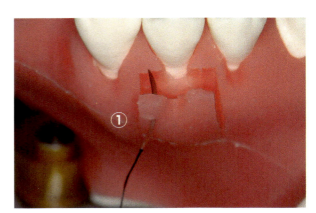

図106

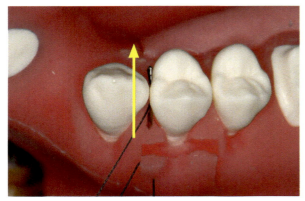

図107　歯間部は針の後端から通す．

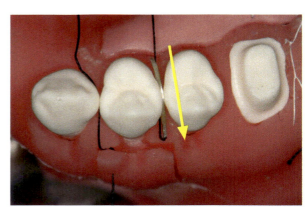

図108

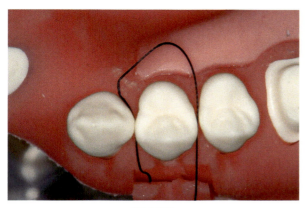
図109

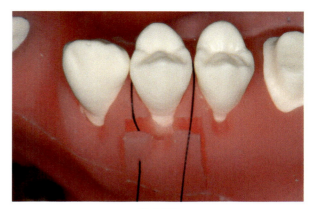
図110

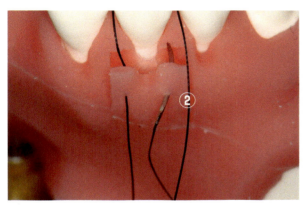
図111

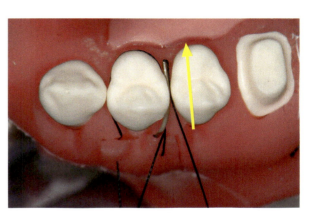
図112

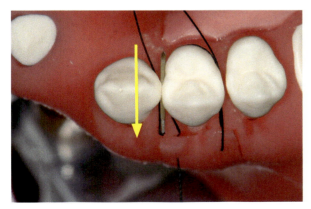
図113

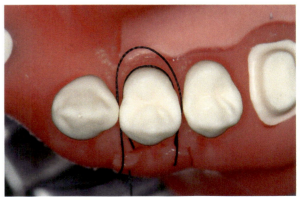
図114

Chapter IV 歯周外科治療

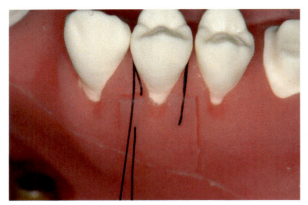

図 115

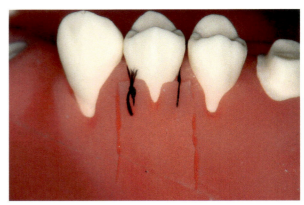

図 116 懸垂縫合終了．歯肉弁が歯冠側に移動していることが確認される．

【懸垂縫合の変法（modified sling suture）】

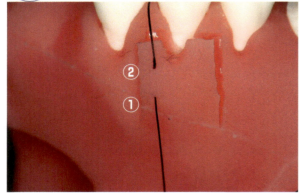

図 117 フラップに2回針が通過する．マットレス縫合の要領で行う．

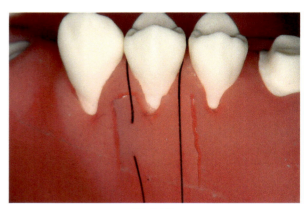

図 118

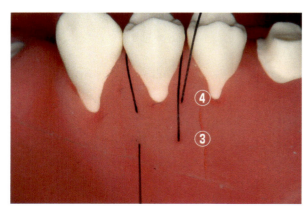

図 119

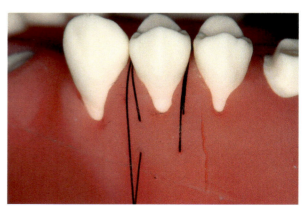

図 120

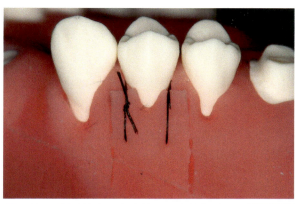

図121 懸垂縫合の変法終了．歯肉弁が歯冠側に移動していることが確認される．

check

【内側性懸垂縫合 (inner sling suture)】

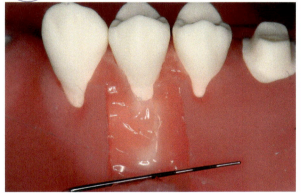

図122

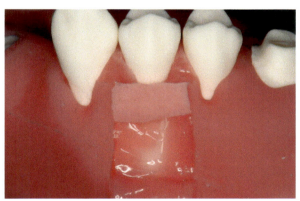

図123

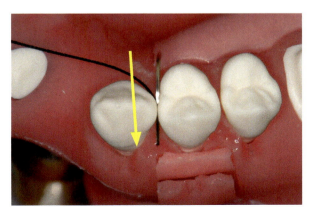

図124

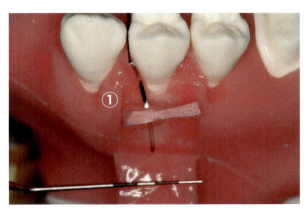

図125 結合組織に内側から針を刺入する．

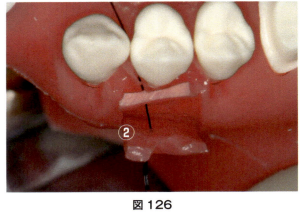
図126

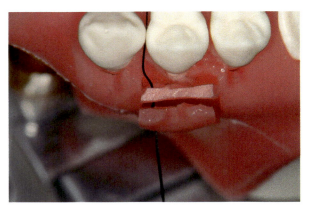
図127

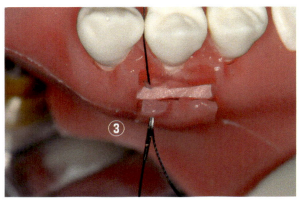
図128

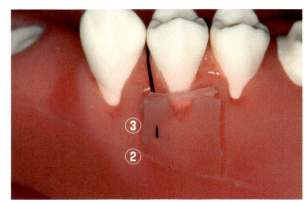
図129

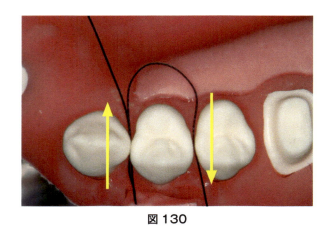
図130

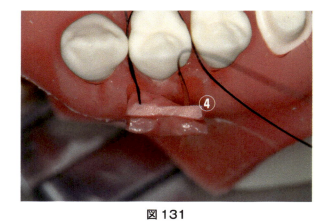
図131

116

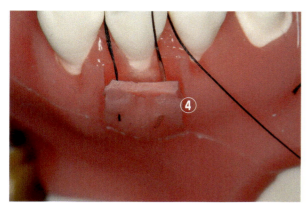
図 132

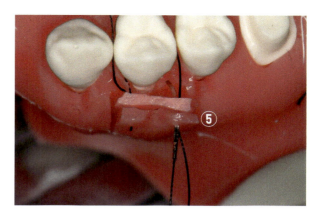
図 133

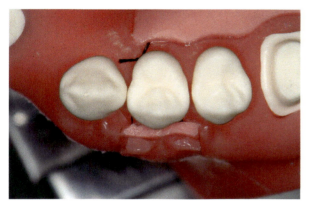
図 134

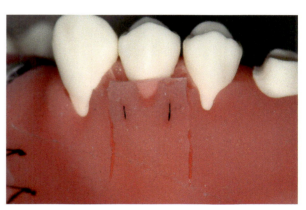
図 135　内側性懸垂縫合終了．歯肉弁が歯冠側に移動していることが確認される．

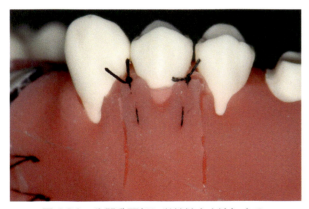
図 136　歯間乳頭部に単純縫合を追加する．

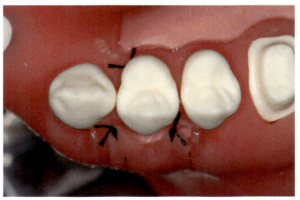
図 137

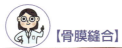
【骨膜縫合】

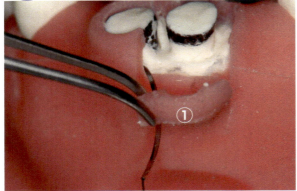

図138

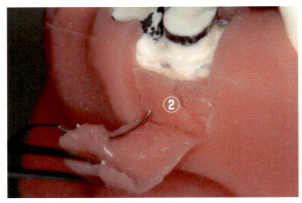

図139　針先で骨膜を拾う．針の背面を骨面上に滑らすように運針する．

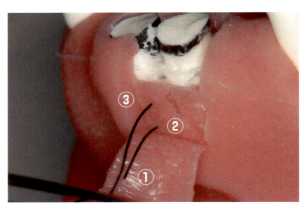

図140

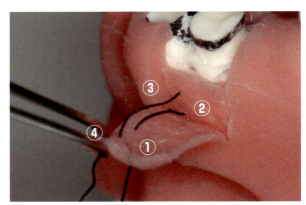

図141

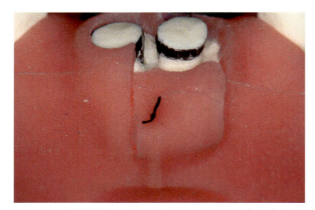

図142　骨膜縫合により歯肉弁を根尖側方向に確実に移動することができる．

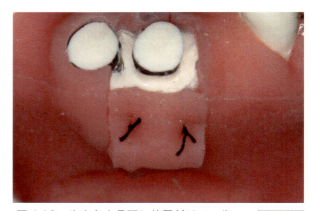

図143　歯肉弁を骨頂に位置付ける．術式：歯冠長延長術．

check

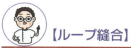 【ループ縫合】

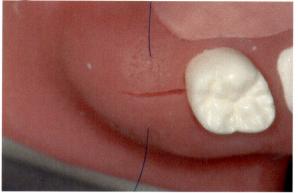
図144

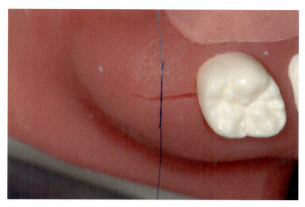
図145

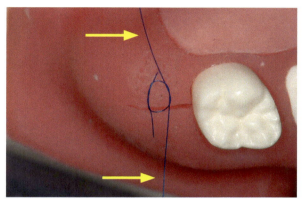
図146 両端の糸をやや長めに残しておく.
＊縫合糸断端は5mm程度残す．写真では便宜的に実際より長く残してある．

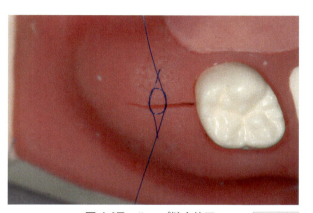
図147 ループ縫合終了．

check

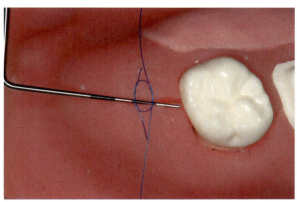
図148 術後に著明な歯肉の腫脹がある場合を想定．
⇒カラープローブをループの下から挿入し，上に持ち上げる．

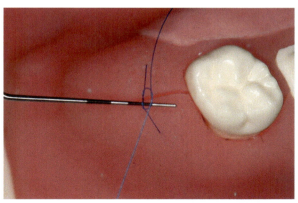
図149 ループが徐々に小さくなり最終的に結紮される．

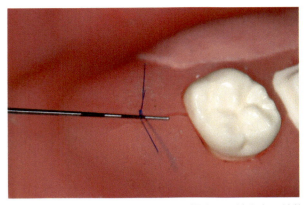
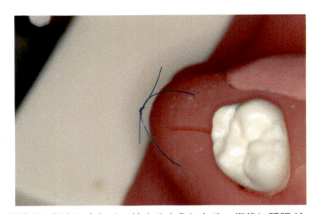

図150 術後に歯肉腫脹があった場合に，縫合糸の結紮部分が腫脹の程度に合わせて締まるようになる．術後に腫脹が予見される術式（骨再生誘導法など）に応用される縫合法である．

【スーチャーボンディング（2点法）】

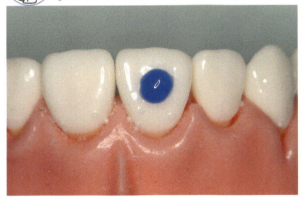

図151 エッチング歯面処理．

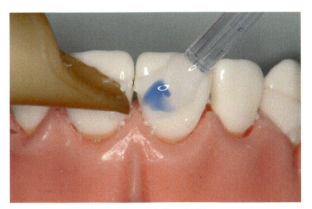

図152 水洗・乾燥．

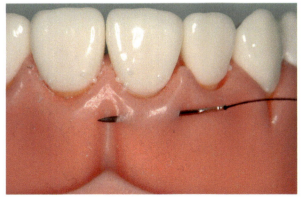

図153 Vestibular Incision Subperiosteal Tunnel Access（VISTA）テクニック*に応用される．
＊歯肉退縮に対する根面被覆術

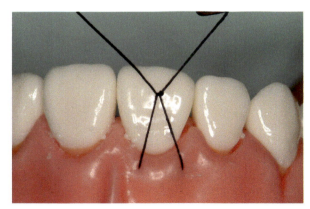

図154

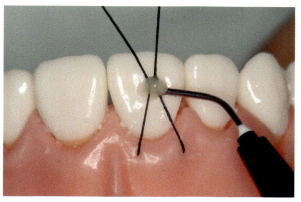

図 155　コンポジットレジンフロータイプを使用.

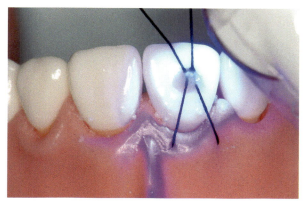

図 156　光照射.

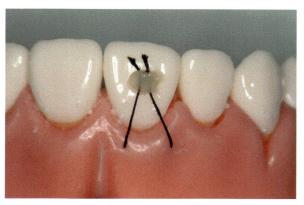

図 157　スーチャーボンディング終了.

check

【スーチャーボンディング（4点法）】

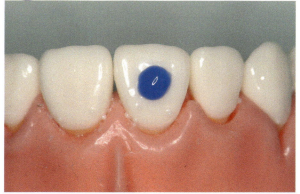

図 158　エッチング歯面処理.

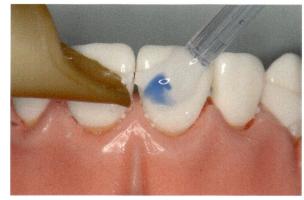

図 159　水洗・乾燥.

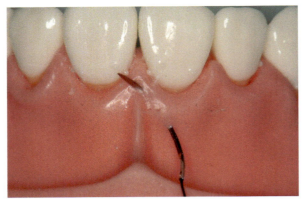

図160 VISTAテクニックに応用される.

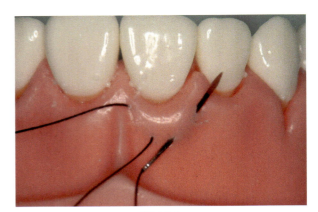

図161

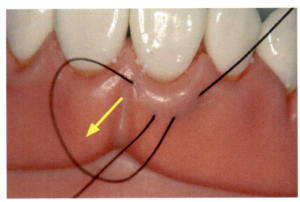

図162 ループを残しておく.

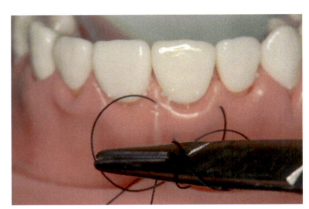

図163 持針器に糸を2回絡ませる.

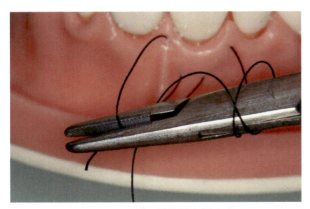

図164 ループに持針器を挿入する.

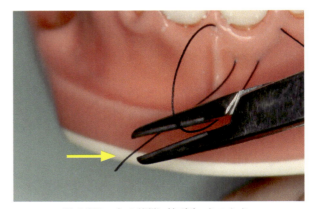

図165 糸の後端（矢印）をつかむ.

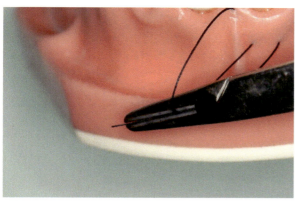

図166

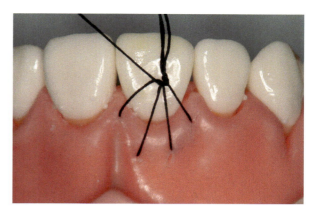

図167 歯冠側に糸を引き上げる.

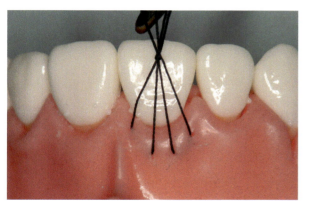

図168

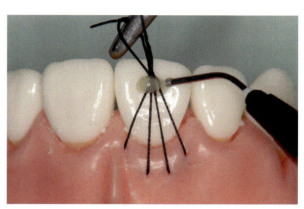

図169 コンポジットレジンフロータイプを使用.

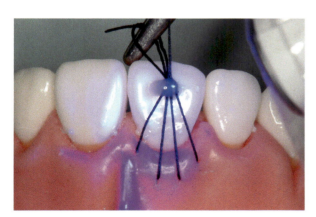

図170 光照射.

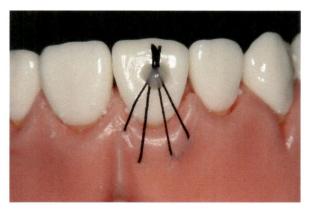

図171 スーチャーボンディング終了.

【抜糸】

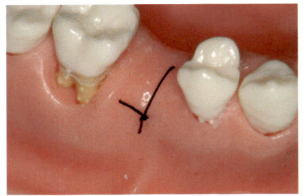

図 172

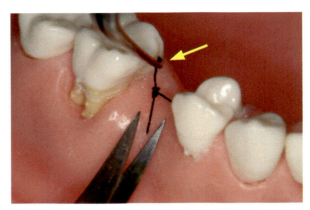

図 173　ピンセットで糸の断端（矢印）を軽く持ち上げる

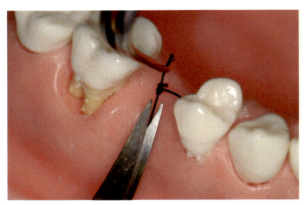

図 174　糸の基底部を切断する．

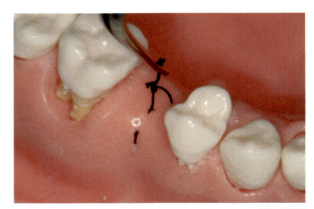

図 175

check

【縫合操作終了後】

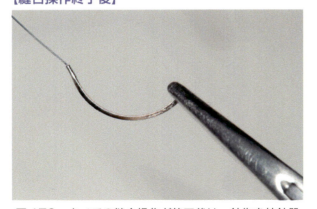

図 176　すべての縫合操作が終了後は，針先を持針器ではさんでおくことで，術後の針刺し受傷事故や針の紛失を防ぐことができる．

MEMO

| 切除療法 | 組織付着療法 | 歯周組織再生療法 | 歯周形成手術 | 根分岐部病変の治療 |

2 切除療法
歯肉切除術・歯肉整形術

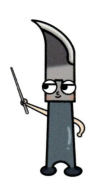

特徴
- とくに線維性の歯肉（仮性）ポケットを切除することで，ポケットの除去および歯肉形態を生理的にする．
- **ポケット底に向けた外斜切開**（根尖側⇒歯冠側方向）を行う．
- 術後は，創面は開放創になるため，歯周パックにて創面の保護を行う．
- **二次創傷治癒**となる．

適応
- 線維性歯肉増殖（薬物性歯肉増殖症など）
- 歯肉（仮性）ポケット
- 比較的浅い骨縁上ポケット（水平性骨吸収）で十分な角化歯肉がある場合
- 棚状やロール状歯肉の形態修正

準備する器具・器材
① 歯周プローブ
② クレーンカプランのポケットマーカー
③ 替刃メス
④ 替刃メスホルダー
⑤ カークランドメスまたはオルバンメス
⑥ 歯肉ハサミ
⑦ 歯周パック

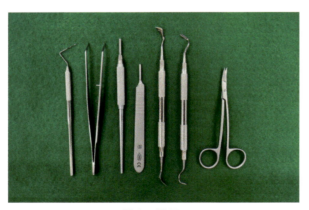

図1 器具．

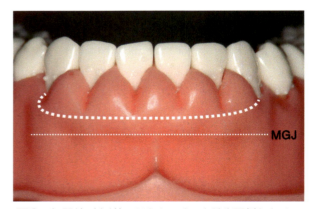

図2 切開線（点線）．MGJラインより歯冠側となる．

【術式：43-33】使用模型：PER1032-UL-SP-HM-28（NISSIN）

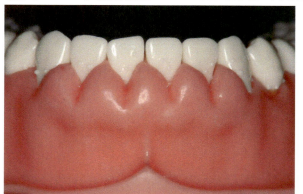

図3 術前．

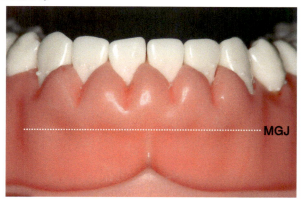

図4 MGJラインの設定（マジックで点線印記）．

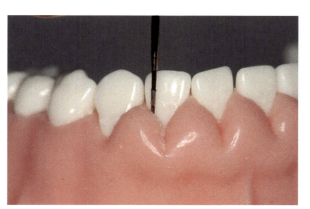

図5 プロービング．

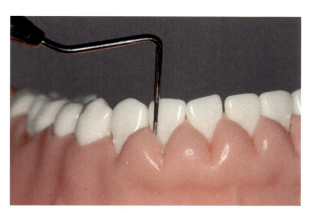

図6 ボーンサウンディング．

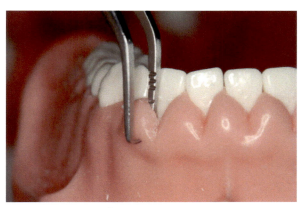

図7 クレーンカプランのポケットマーカーを用いてポケット底の位置を印記（マジックでプロット）．

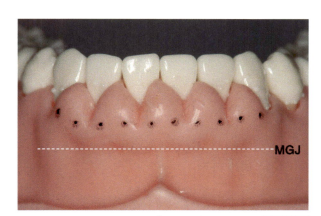

図8 プロット後．

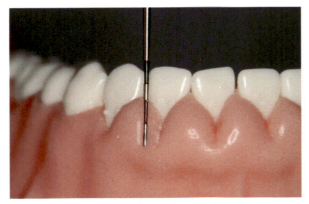

図9 歯周プローブによる印記.

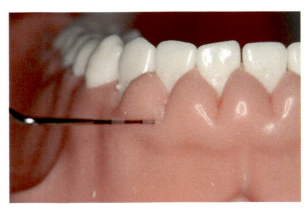

図10 歯周プローブによる印記（マジックでプロット）.

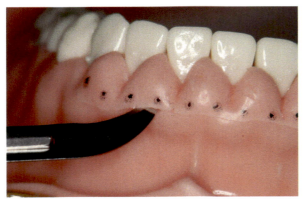

図11 ポケット底への外斜切開（No.12 替刃メス）. メスの角度は約 45°を目安.

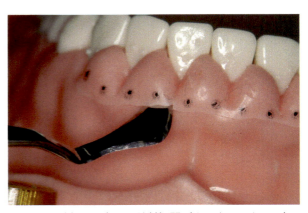

図12 ポケット底への外斜切開（カークランドメス）.

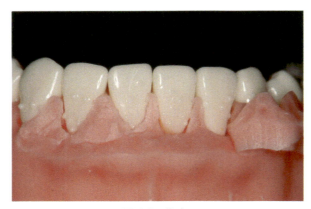

図13 術中.

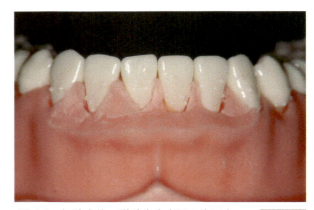

図14 切除直後. 増殖歯肉内面の歯石を確認.

check

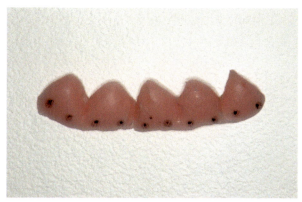

図15 一塊で切除された線維性増殖歯肉．

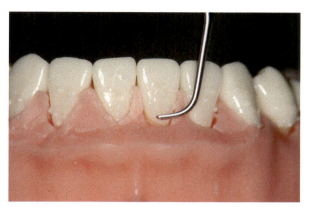

図16 スケーリング．

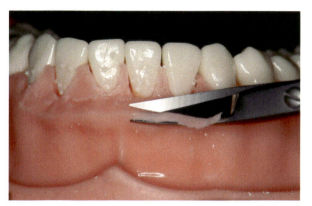

図17 歯肉整形（歯肉断端に対して歯肉ハサミを用いて生理的形態に修正）．

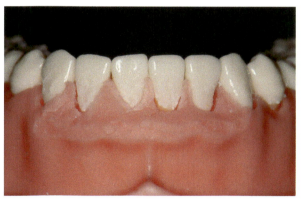

図18 歯肉整形後．

【術前】

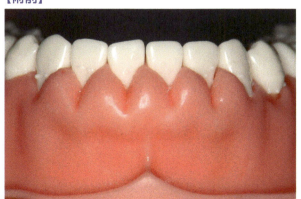

図19

【術後】

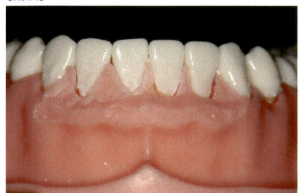

図20

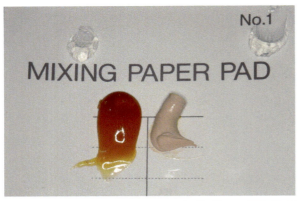

図21 歯周パックによる創面保護（紙練板・歯周パック・金属スパチュラ・ガーゼ・No.3 練成充填器）.

check

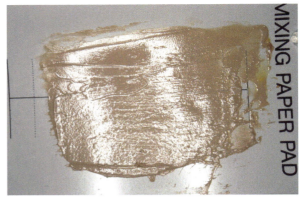

図22 歯周パック練和時（なるべく広い面で操作し，表面性状に光沢感がなくなる程度まで練和する）.

check

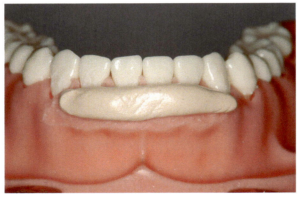

図23 創面への設置（創面はガーゼを置いて乾燥させておく）.

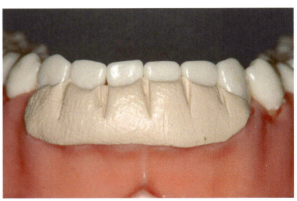

図24 歯周パック包填後（圧接は生食でしめらせたガーゼで行う．歯間部は充填器を用いてアンダーカットに入るように操作する）.

check

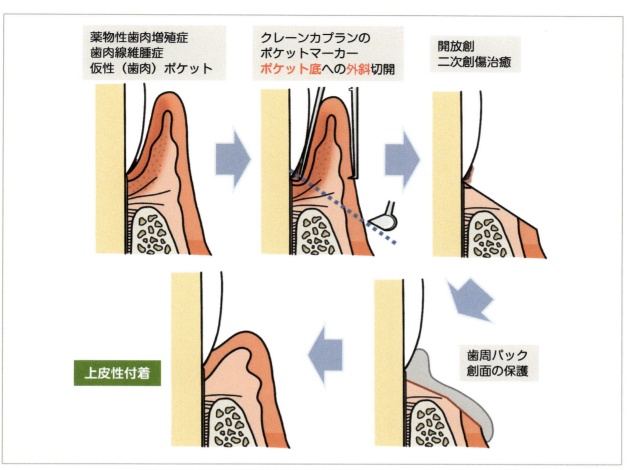

図25　歯肉切除術.

| 切除療法 | 組織付着療法 | 歯周組織再生療法 | 歯周形成手術 | 根分岐部病変の治療 |

3 組織付着療法
フラップ手術・歯肉剥離掻爬術
—— ウィドマン改良フラップ手術　Modified Widman Flap（MWF）

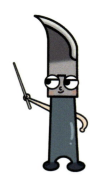

特徴
- 歯肉に切開を加えた後，歯肉弁を**全層弁（粘膜骨膜弁）**で剥離翻転し，術野の明示と歯肉縁下への器具の到達性を向上させ，病変部位への処置を確実に行うことを目的とする．
- **骨頂に向けた内斜切開**（歯冠側⇒根尖側方向）を行う．
- **修復（長い上皮性付着）**による治癒．
- **一次創傷治癒**となる．

適応
- 歯周（真性）ポケット
- 水平性骨吸収（骨縁上ポケット）および垂直性骨吸収（骨縁下ポケット）
- 骨の形態修正が必要な場合
- 根分岐部や歯根面形態異常がある場合

準備する器具・器材
① 歯周プローブ
② 替刃メス
③ 替刃メスホルダー
④ オルバンメス
⑤ 骨膜剥離子
⑥ 外科用鋭匙
⑦ グレーシースケーラー
⑧ タービンバー・ルートプレーニングバー
⑨ 持針器
⑩ 縫合糸
⑪ 糸切りハサミ

根分岐部病変の治療
ファーケーションプラスティ
ルートセパレーション
ヘミセクション

【ファーケーションプラスティ】
　Lindheの根分岐部病変の分類1〜2度で適応となる術式．エナメル突起（エナメルプロジェクション）の除去などに代表される**オドントプラスティ**（歯の整形術）と根分岐部周囲の骨形態の修正をする**オステオプラスティ**の総称．根分岐部の**清掃性の向上**が目的となる．

【ルートセパレーション】
　下顎大臼歯のLindheの根分岐部病変の分類2〜3度で適応となる術式．

【ヘミセクション】
　保存不可能な歯根を歯冠も含めて除去する術式．

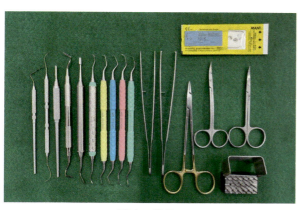

図1 器具.

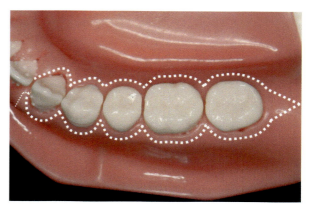

図2 切開線（咬合面観）．切開線は歯肉辺縁より1mm程度離した位置とする．歯頸部に沿った扇状切開（Scalloped incision）．

check

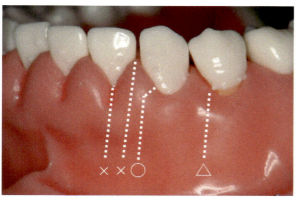

図3 縦切開の位置．歯間乳頭部や歯肉の厚みが薄い部位には縦切開を行わない．ラインアングルに直角となる切開が望ましい．

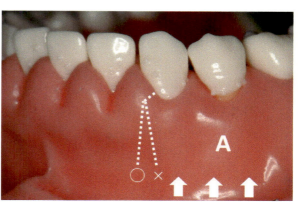

図4 縦切開の位置．Aのエリアへの血液供給（白矢印）を考慮し，やや近心方向に傾けた切開とする．

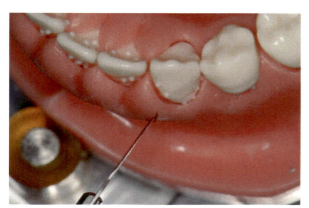

図5 縦切開のメスの方向．歯肉に対してベベルをつける．「縫合時に創面の接触面積が広くなる」「術後の瘢痕が目立ちにくい」利点がある．

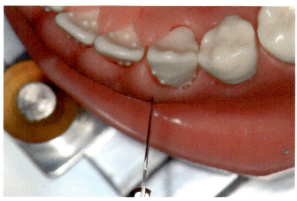

図6 縦切開のメスの方向．歯肉に対して直角である．

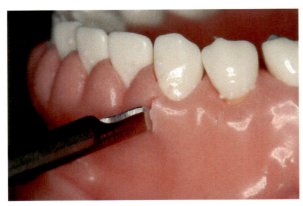

図7 縦切開のメスの方向．歯肉に対してベベルをつける．

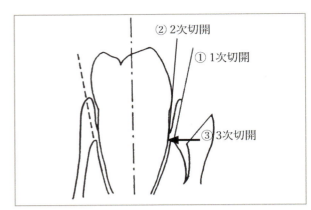

図8 MWFの切開線．

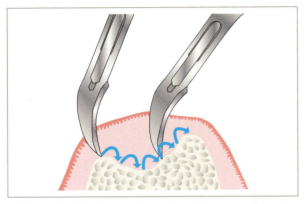

図9 メスの動かし方（ソーイングモーション）．メスの先端が骨面に到達していることを確認しながら，メスを上下に動かしながら切開を行う．

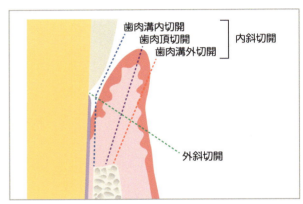

図10 切開線の位置．

【術式：33-37】使用模型：PER1032-UL-SP-HM-28（NISSIN）

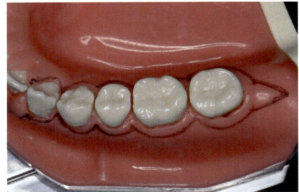

図11 切開線の概形（マジックによる印記）．
37 遠心：ディスタルウェッジ手術（三角形）
33-37：MWF
33 近心：縦切開

check

図12 切開線の概形（縦切開）．
＊MWFでは通常，縦切開は行わない．

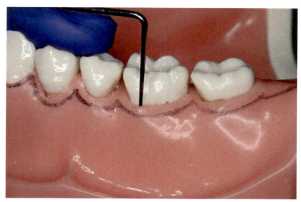
図13 プロービング．ウォーキングプロービング．

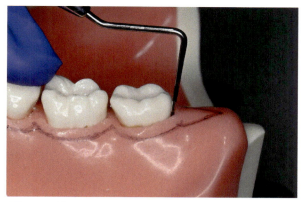
図14 ボーンサウンディング．浸潤麻酔後に手術部位の骨欠損形態の把握のために行う．

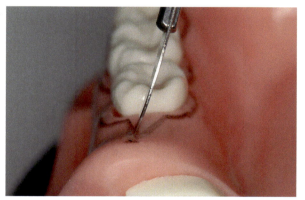
図15 ディスタルウェッジ手術．#12替刃メスにて遠心より切開．メスの方向（ハの字）の確認．

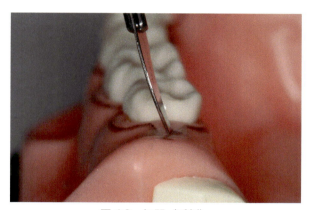
図16 切開（舌側）．

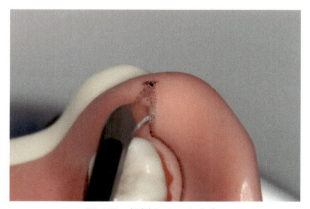
図17 頬側のメスの方向．

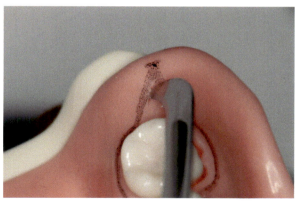
図18 舌側のメスの方向．

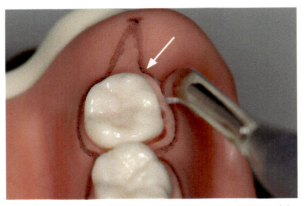

図19 1次切開(頰側).歯槽骨頂への内斜切開(歯肉溝外切開).歯軸長軸に平行にメスを挿入.
＊白矢印の位置でメスの方向を転換する.

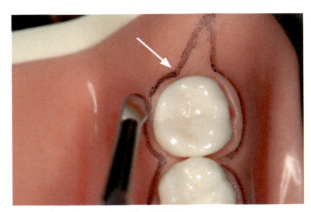

図20 1次切開(舌側).
＊白矢印の位置でメスの方向を転換する.

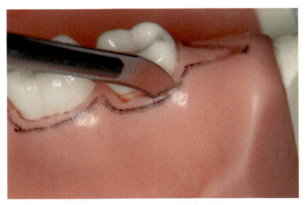

図21 1次切開(頰側面観).

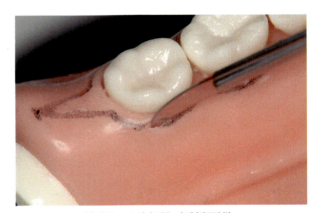

図22 1次切開(舌側面観).

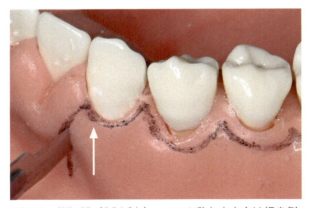

図23 縦切開(33近心).メスの動かす方向は根尖側⇒歯冠側方向.

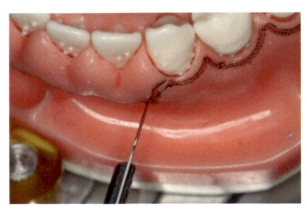

図24 縦切開(切縁方向).ベベルを付与する方向.

136

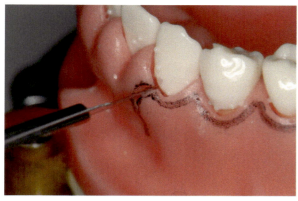

図25 縦切開．33近心ラインアングルに直交する方向．

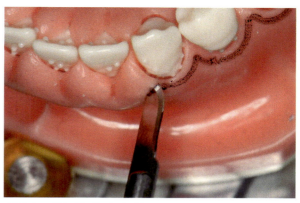

図26 縦切開（切縁方向）．33近心ラインアングルに直交する方向．

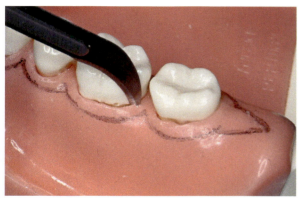

図27 2次切開（歯肉溝内切開）．

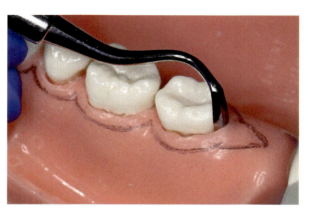

図28 2次切開（オルバンメス）．

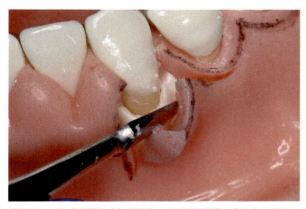

図29 歯肉剥離（全層弁）．歯間乳頭部（歯肉の厚みのある部位）から行う．

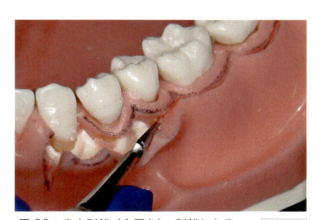

図30 歯肉剥離（全層弁）．剥離した歯間乳頭部をつなげるように剥離を行う．

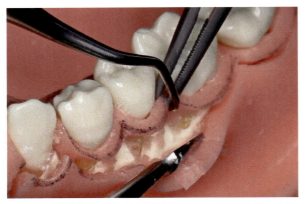

図31 3次切開. 外科用鋭匙やスケーラーを用いて病的歯肉（collar）を除去する.

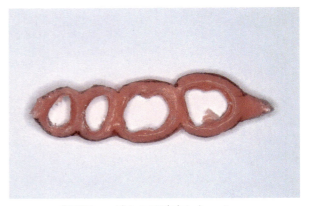

図32 一塊として除去したcollar.

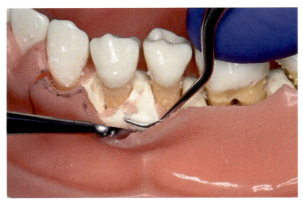

図33 不良（炎症性）肉芽除去. 外科用鋭匙もしくはスケーラーを使用.

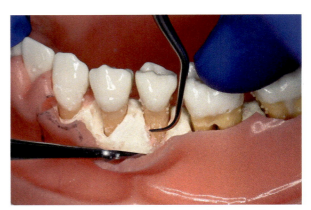

図34 スケーリング・ルートプレーニング.

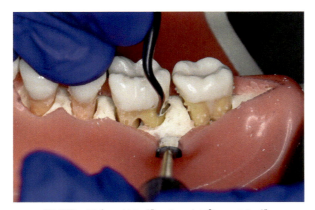

図35 スケーリング・ルートプレーニング.

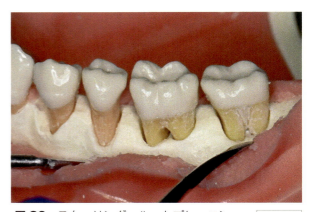

図36 スケーリング・ルートプレーニング完了.

check

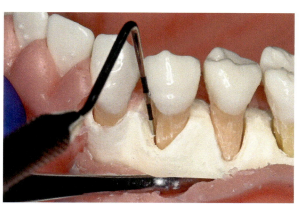

図37 骨欠損形態の確認（34）．2壁性の垂直性骨欠損．

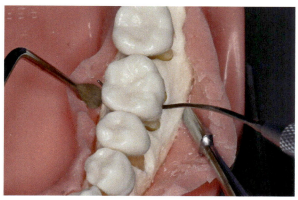

図38 根分岐部病変の確認（36）．根分岐部病変（Lindheの分類3度）．

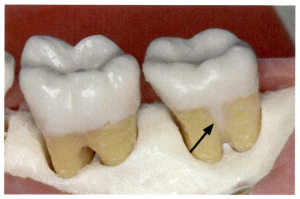

図39 エナメル突起（37頬側・黒矢印）．エナメルプロジェクションとも呼ばれる．

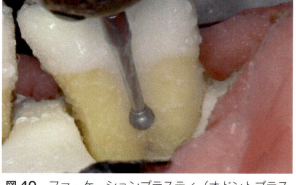

図40 ファーケーションプラスティ（オドントプラスティ）．ダイヤモンドバーを使用．

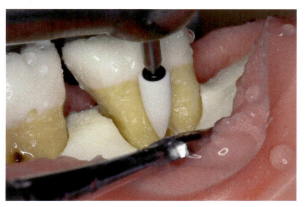

図41 ファーケーションプラスティ．ホワイトポイントにて研磨．

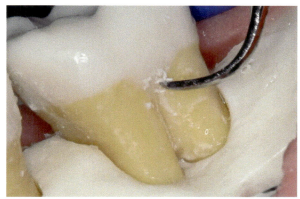

図42 グレーシースケーラーにて形態修正・ルートプレーニング．

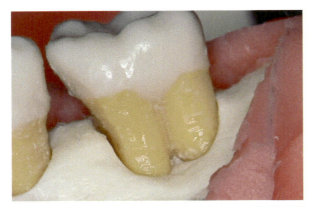

図43 エナメル突起除去後.

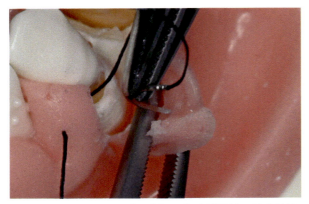

図44 縫合（33近心）．縦切開部より開始．縫合針は歯肉弁に垂直に刺入．

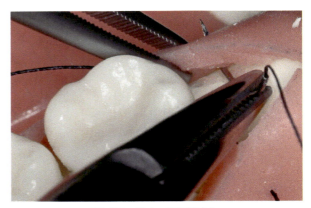

図45 縫合（37遠心）．

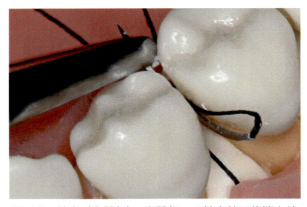

図46 縫合（歯間部）．歯間部への縫合針は後端より挿入．

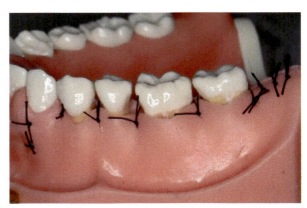

図47 縫合完了時．

【36：ルートセパレーション】

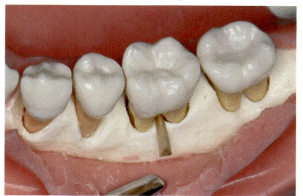
図48　ウェッジによる分岐部の確認.

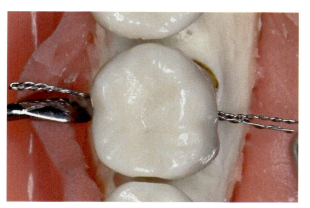
図49　分岐部の方向確認.

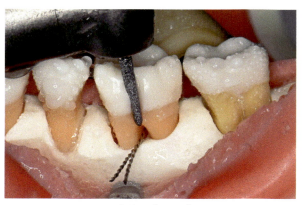
図50　ガイドグルーブの形成.

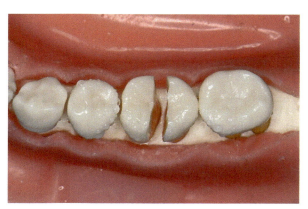
図51　歯根分割直後.

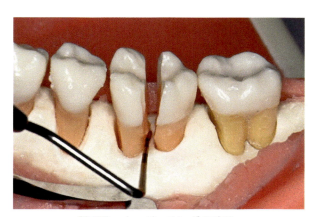
図52　オーバーハングの確認.

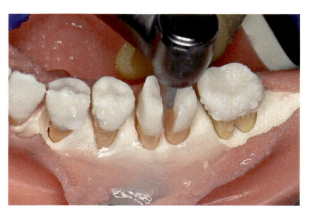
図53　支台歯形成.

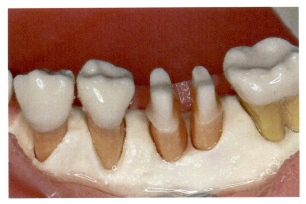

図54 支台歯形成完了時.
＊歯間部の距離を調整するために部分矯正（MTM）を行う場合もある.

check

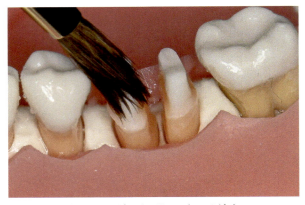

図55 レジンセパレーターの塗布.

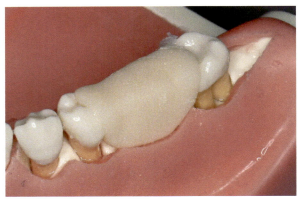

図56 プロビジョナルレストレーションの作成.

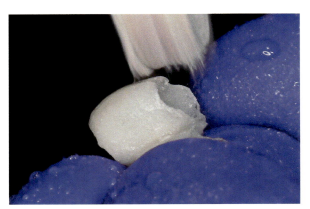

図57 プロビジョナルレストレーションの研磨. マージン部のプラーク付着抑制.

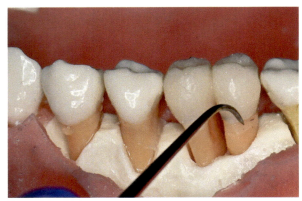

図58 エキスプローラーにてマージン部の適合状態の確認.

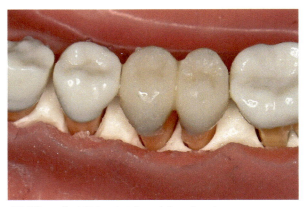

図59 プロビジョナルレストレーション.
＊ルートセパレーション後は補綴処置が必要となる.

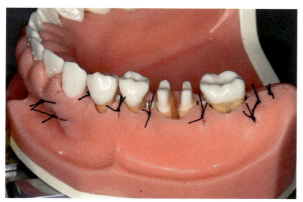
図60 縫合後.

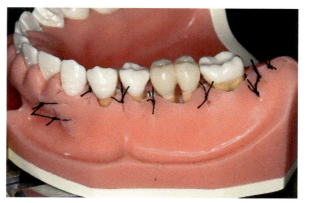
図61 プロビジョナルレストレーション装着時（頬側面観）.

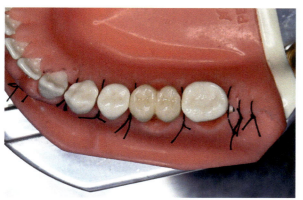
図62 プロビジョナルレストレーション装着時（咬合面観）.

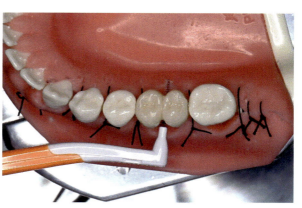
図63 歯間ブラシ挿入時.

【36：ヘミセクション（近心根）】

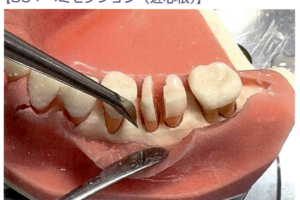
図64 歯根分割後.

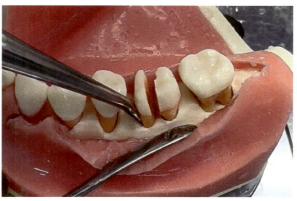
図65 近心根脱臼.

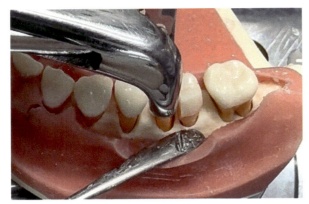
図66　近心根抜去．

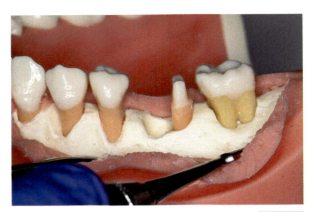
図67　ヘミセクション後（頰側面観）．

check

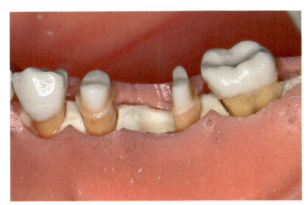
図68　支台歯形成完了．

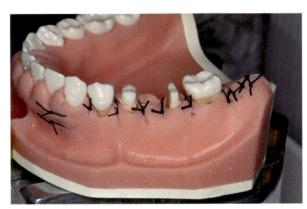
図69　縫合後．

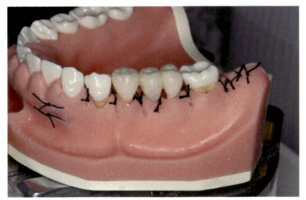
図70　プロビジョナルレストレーション装着時（頰側面観）．
＊ヘミセクション後は補綴処置が必要となる．

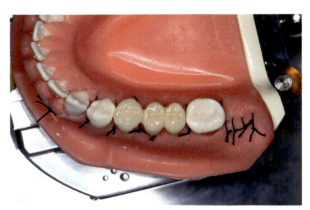
図71　プロビジョナルレストレーション装着時（咬合面観）．

フラップ手術

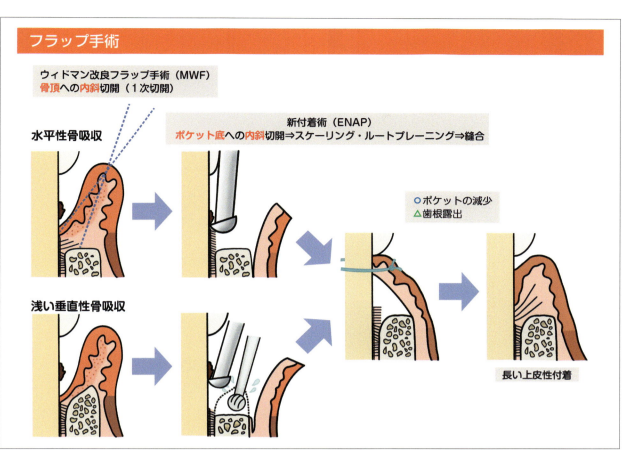

図72 フラップ手術の術式.

ウィドマン改良フラップ手術（Ramfjord SP, 1974）

① ウィドマン原法（1916）は歯周ポケットの除去を目的とした歯槽骨の形態修正（垂直性骨欠損の除去）とフラップの骨頂部への復位の両者を含む術式である．一方でMWFは，必要最小限の侵襲で最良の結果を得ようとした術式である．他の術式と比べ，歯根と歯肉を緊密にできる，歯根露出も最小限となる利点がある．

② 頰側のポケットが2mm以下もしくは審美性を考慮する場合は，1次切開を歯肉溝内切開とする．

③ 縦切開は通常行わない．

④ 全層弁フラップは骨頂から2〜3mm露出する程度とする．

⑤ 骨頂付近の歯根面は歯根膜線維が残存している可能性があるため積極的な搔爬は行わない．

⑥ 歯間部歯槽骨を完全に被覆するために，必要な場合は歯槽骨外側を形態修正する．支持歯槽骨の切除は原則行わないことから，1次創傷治癒を獲得するための縫合は難易度が高く，歯間部にクレーター状の治癒が生じやすい．

● フラップキュレッタージ（アクセスフラップ）

ウィドマン改良フラップ手術とほぼ同等の目的と手技により行われる術式．歯根面へのアクセスは，歯肉辺縁から歯槽頂に向けた切開（歯肉溝内切開）を入れ，歯肉を全層弁で骨頂がわずかに見える程度に歯肉弁を剥離する．低侵襲で術後の歯肉退縮も最小限となる．

『歯周治療のガイドライン2022』より引用・一部改変

> **プラスα**【ディスタルウェッジ手術（36遠心）】

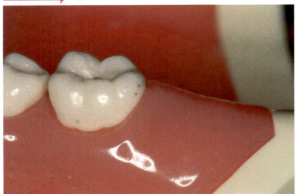

図1 膨隆（肥大）型歯肉．

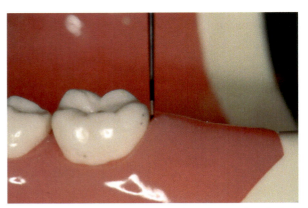

図2 プロービング（36最遠心）．プロービングデプス＝6mm．

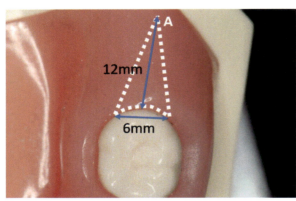

図3 切開線（白点線）．

切開線を設定する際の基準

＜プロービングデプス6mmの場合＞
① ウェッジの底辺の長さ＝プロービング深さ（歯冠幅径の範囲内にする）
② 遠心への切開の長さはプロービング深さのおよそ2倍
③ 頂点Aの位置はやや頬側寄りにする
④ 切開線は原則，角化歯肉の範囲内とする．切開によって角化歯肉を喪失することは避ける．
⑤ 切開は「ハ」の字にする（根尖側方向に広くなる）ことで歯肉の厚みを減じる．

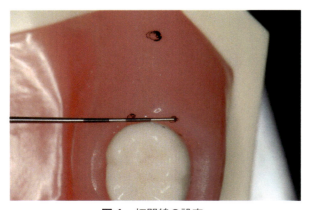

図4 切開線の設定．

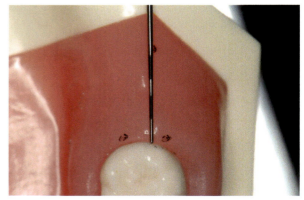

図5 切開線の設定．

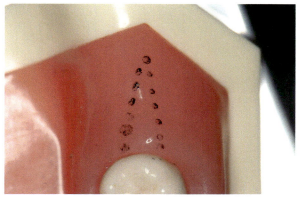
図6 切開線の設定.

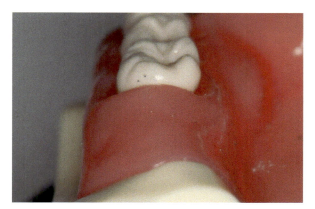
図7 術前（遠心）.

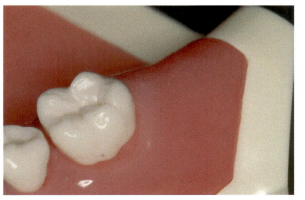
図8 術前（頬側）.

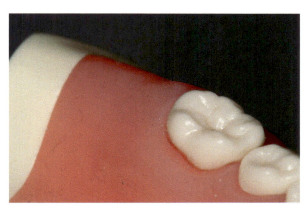
図9 術前（舌側）.

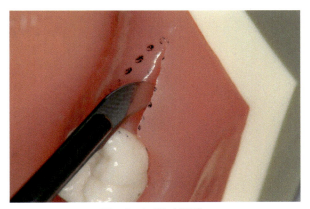
図10 切開（頬側）.

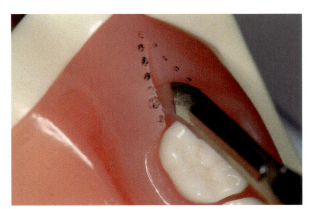
図11 切開（舌側）.

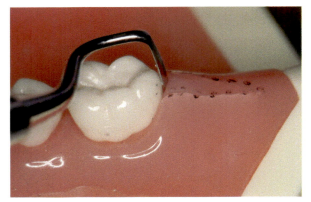
図12 切開（オルバンメス）.

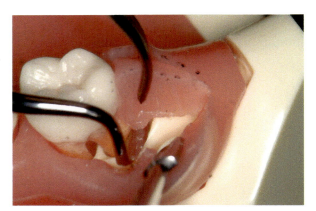
図13 遠心歯肉の除去.

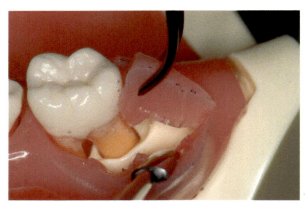
図14 遠心歯肉の除去.

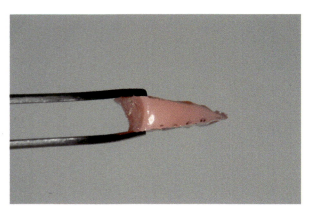
図15 除去された歯肉.

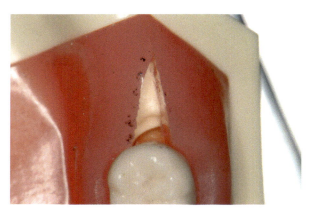
図16 歯肉除去後.

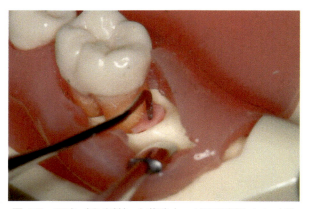
図17 不良（炎症性）肉芽除去．外科用鋭匙もしくはスケーラーを使用.

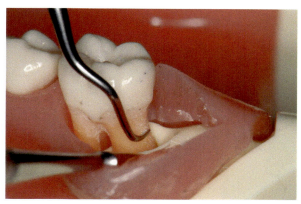

図18 スケーリング・ルートプレーニング．縦ストローク．グレーシースケーラー #13．

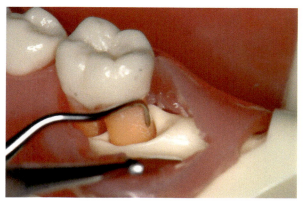

図19 スケーリング・ルートプレーニング．水平ストローク．グレーシースケーラー #14．

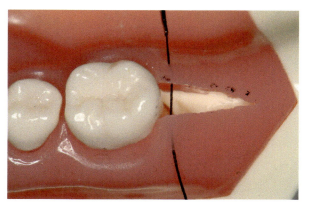

図20 縫合（単純縫合）．

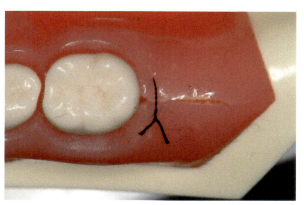

図21 縫合（単純縫合）．

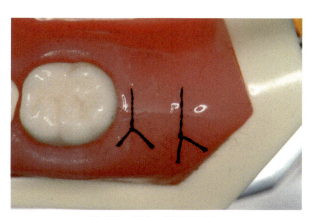

図22 縫合（単純縫合）．

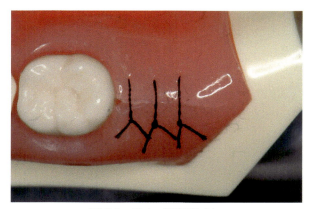

図23 縫合（単純縫合）．

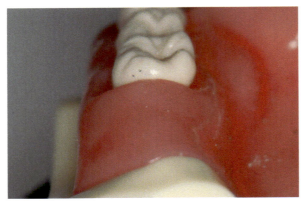
図24 術前（遠心）.

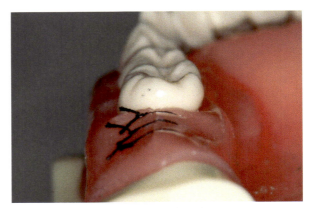
図25 術後（遠心）.

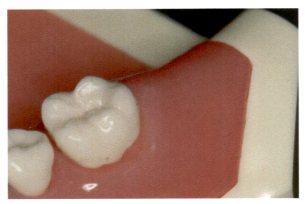
図26 術前（頰側）.

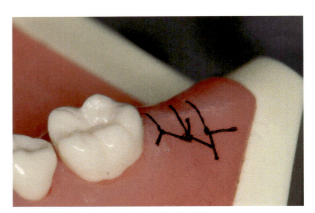
図27 術後（頰側）.

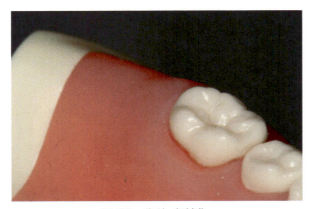
図28 術前（舌側）.

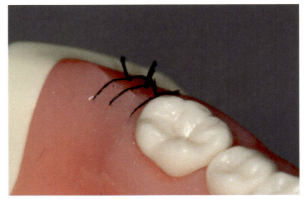
図29 術後（舌側）.

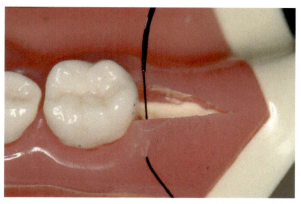

図 30 縫合（係留縫合・アンカー縫合）．頬側歯肉に縫合針を刺入．

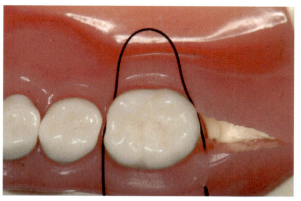

図 31 縫合（係留縫合・アンカー縫合）．35-36 間に針を通す．

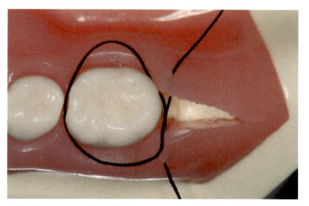

図 32 縫合（係留縫合・アンカー縫合）．舌側歯肉に縫合針を刺入．

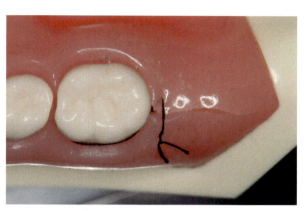

図 33 縫合（係留縫合・アンカー縫合）．刺入点で縫合糸を結紮．

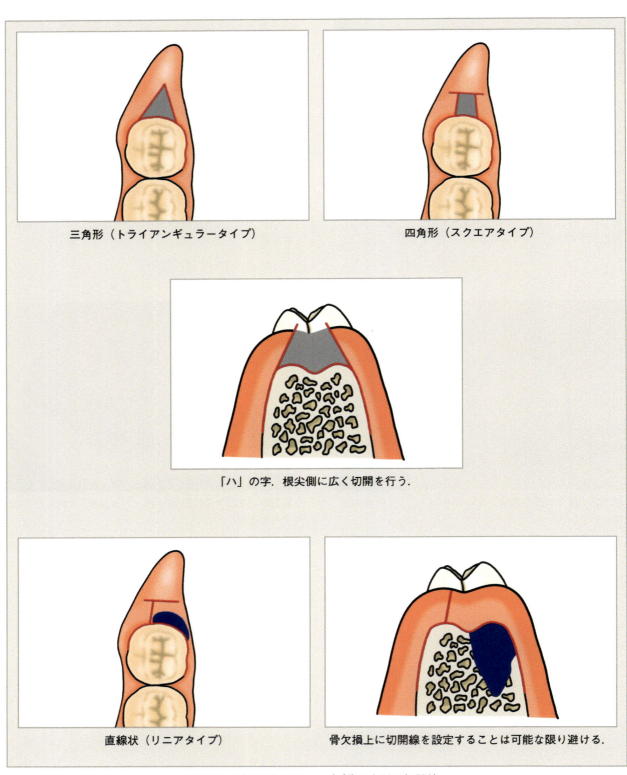

図34 ディスタルウェッジ手術における切開線.

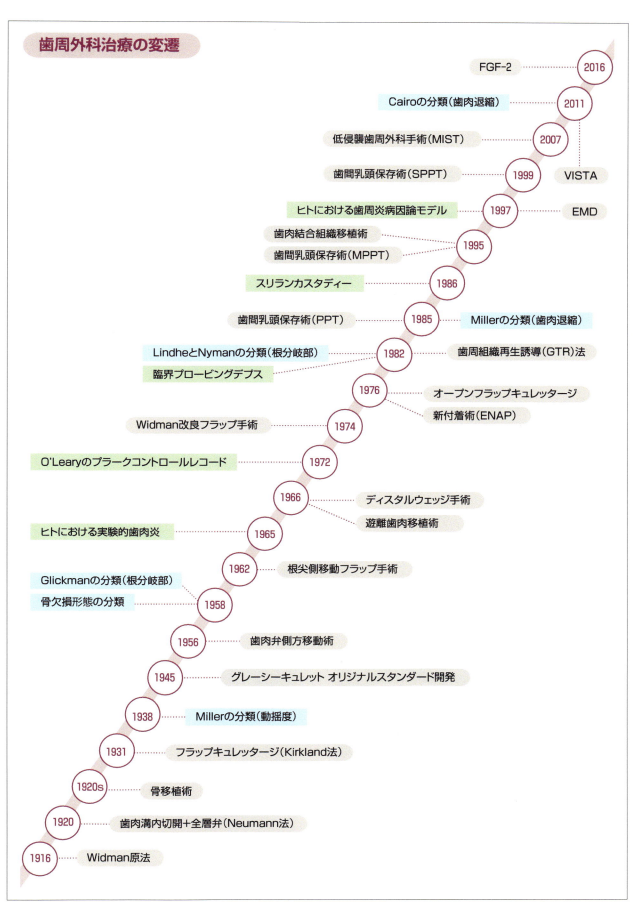

図35　歯周外科治療の変遷．

4 組織付着療法
フラップ手術・歯肉剥離掻爬術
―― 斜切痕・口蓋裂溝への対応

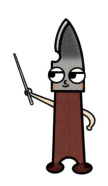

特徴
- **斜切痕〜口蓋裂溝**は上顎側切歯口蓋側に認められることが多い．
- 口蓋裂溝に沿って**局所的に深い歯周ポケット**が形成される場合がある．
- 口蓋裂溝は**プラークリテンションファクター**の1つである．
- 口蓋裂溝はできる範囲でダイヤモンドバーやルートプレーニングバーなどを用いて可及的に除去する．患歯が生活歯の場合は術後に知覚過敏症状を惹起する場合があるので慎重に行う．

適応
- 口蓋裂溝に沿って局所的に歯周（真性）ポケットが存在する場合

準備する器具・器材
① 歯周プローブ
② 替刃メス
③ 替刃メスホルダー
④ オルバンメス
⑤ 骨膜剥離子
⑥ 外科用鋭匙
⑦ グレーシースケーラー
⑧ タービンバー・ルートプレーニングバー
⑨ 持針器
⑩ 縫合糸
⑪ 糸切りハサミ

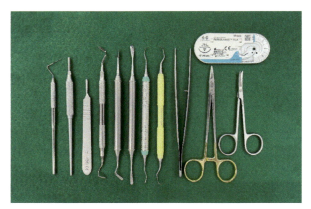

図1 器具．

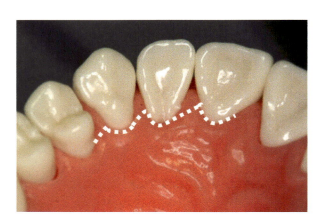

図2 切開線（斜走切開）．

154

【術式：12口蓋側】 使用模型：PER1032-UL-SP-HM-28（NISSIN）

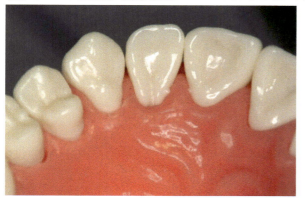

図3 術前．12口蓋側に斜切痕を認める．

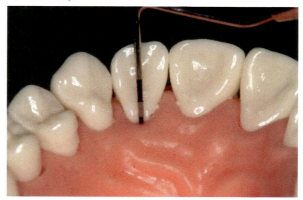

図4 プロービング．

check

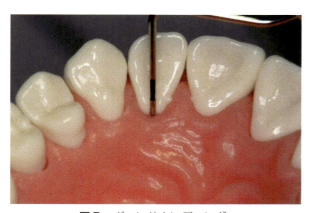

図5 ボーンサウンディング．

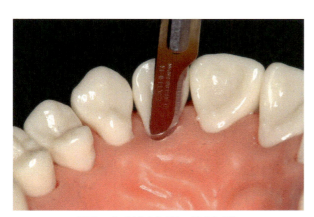

図6 歯肉溝内切開＋斜走切開．

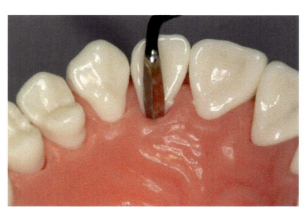

図7 切開（オルバンメス）．

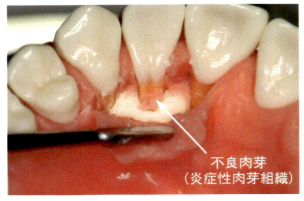

不良肉芽
（炎症性肉芽組織）

図8 歯肉剥離．不良肉芽（炎症性肉芽組織）の確認．

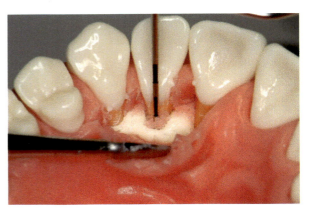

図9 骨縁下ポケットを認める．

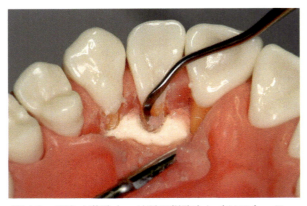

図10 不良肉芽除去．外科用鋭匙もしくはスケーラーを使用．

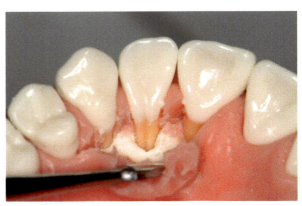

図11 不良肉芽除去後．根面と骨欠損形態が確認できる．

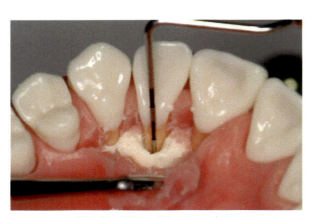

図12 骨縁下ポケットの確認．

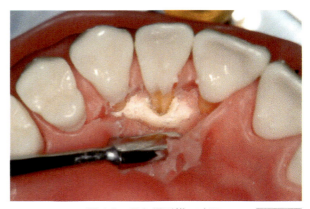

図13 骨欠損形態の確認．

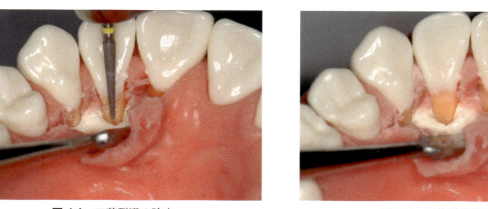

図14 口蓋裂溝の除去.

図15 口蓋裂溝除去後.

check

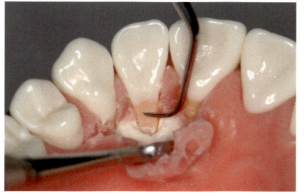

図16 スケーリング・ルートプレーニング.

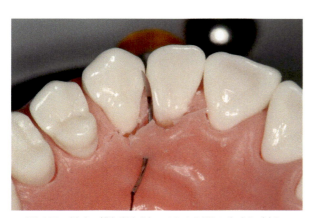

図17 縫合（懸垂縫合）．13-12間の歯肉に刺入.

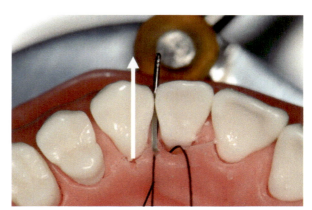

図18 縫合（懸垂縫合）．歯間部に針を通過させる場合はスウェッジ（針後端）のほうから挿入する.

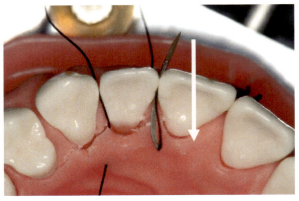

図 19 縫合（懸垂縫合）．12-11 歯間部に針を通過させる．

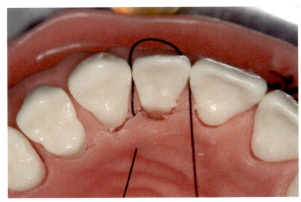

図 20 縫合（懸垂縫合）．

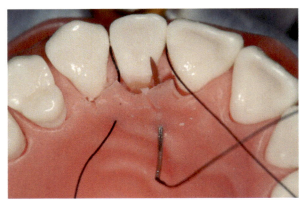

図 21 縫合（懸垂縫合）．12-11 間の歯肉に刺入．

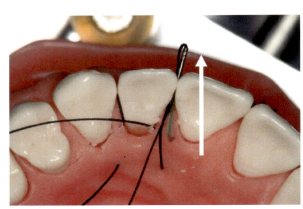

図 22 縫合（懸垂縫合）．

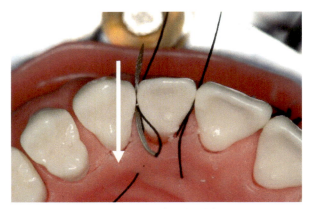

図 23 縫合（懸垂縫合）．

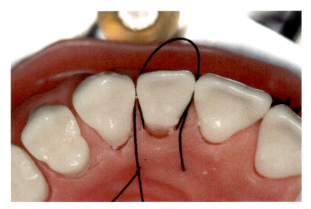

図 24 縫合（懸垂縫合）．

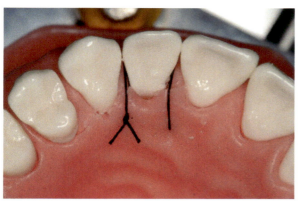

図25 縫合（懸垂縫合）．通常は，唇頬側に縫合の結び目を作るが，口蓋側のみに切開・剥離を行った場合は，口蓋側に結び目を作る場合もある．舌感に注意が必要．

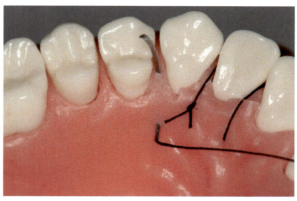

図26 縫合（単純縫合）．すべての部位を単純縫合で行ってもよい．

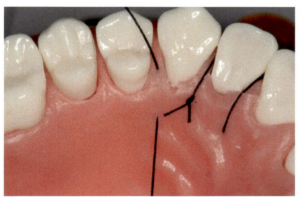

図27 縫合（単純縫合）．

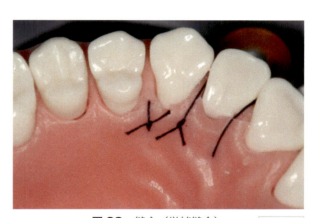

図28 縫合（単純縫合）．

5

| 切除療法 | **組織付着療法** | 歯周組織再生療法 | 歯周形成手術 | 根分岐部病変の治療 |

組織付着療法
フラップ手術・歯肉剥離掻爬術
——ウィドマン改良フラップ手術　Modified Widman Flap（MWF）

歯周組織再生療法
骨移植術
—— 47遠心：垂直性骨欠損（3壁性）

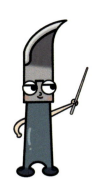

骨移植術
- 垂直性骨欠損に骨移植材を応用しアタッチメントゲインと歯周組織再生を目的として行われる．
- 歯周組織再生療法⇒**歯肉溝内切開**
  再生療法では，現存する歯周組織を最大限利用する．
- **新付着**（新生セメント質形成を伴う結合組織性付着）による治癒．
- 術後に骨性癒着（アンキローシス）を生じることがある．
- 骨移植材として，自家骨・他家骨（同種骨，異種骨）・人工骨がある．
- 骨移植術単独で行う場合やGTR法や歯周組織再生誘導材料と組み合わせる場合がある．

適応
- 歯周（真性）ポケット
- 垂直性骨吸収（骨縁下ポケット）
- 2～3壁性骨欠損
- 根分岐部病変（Lindheの分類1～2度）

準備する器具・器材
① 歯周プローブ
② 替刃メス
③ 替刃メスホルダー
④ オルバンメス
⑤ 骨膜剥離子
⑥ 外科用鋭匙
⑦ グレーシースケーラー
⑧ 骨移植材
⑨ 持針器
⑩ 縫合糸
⑪ 糸切りハサミ

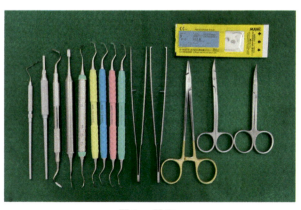

図1 器具．

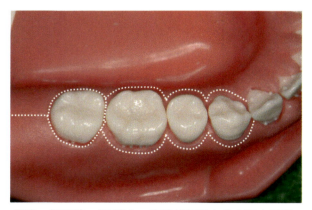

図2 切開線．47遠心：直線状切開＋歯肉溝内切開，46-44：MWF

【術式：47-44】使用模型：PER1032-UL-SP-HM-28（NISSIN）

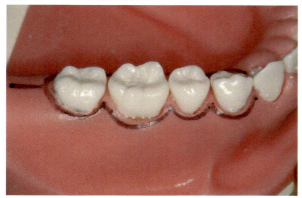

図3　切開線（頬側面観）．

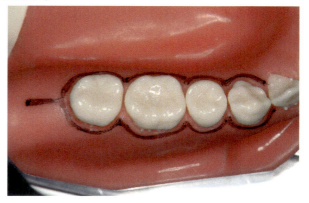

図4　切開線（咬合面観）．

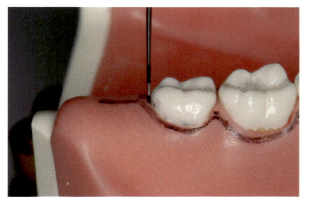

図5　プロービング．

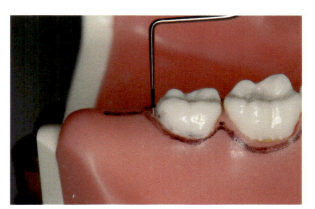

図6　ボーンサウンディング．

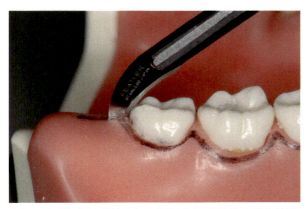

図7　切開（47最遠心）．47遠心に3壁性の垂直性骨欠損があり歯周組織再生療法を計画することから直線状切開（#12）とする．

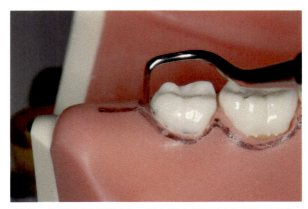

図8　切開（47最遠心）．歯肉溝内切開（オルバンメス）．

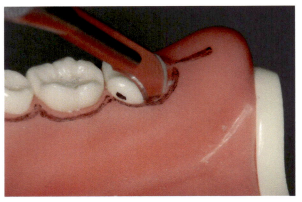

図9 切開（47舌側）．歯周組織再生療法を施行する場合，歯肉溝内切開（#12）とする．

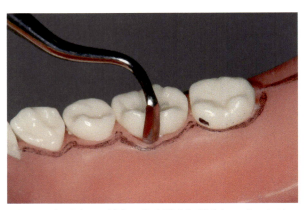

図10 切開（47舌側）．歯肉溝内切開（オルバンメス）．

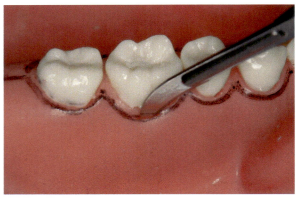

図11 1次切開（46-44頰舌側）．46-44：ウィドマン改良フラップ手術（MWF）．歯肉辺縁から1mm程度，歯槽骨頂に向けた内斜切開．

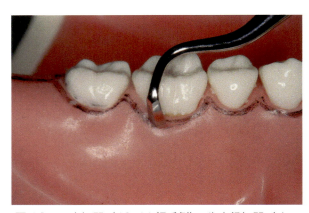

図12 1次切開（46-44頰舌側）．歯肉縁切開（オルバンメス）．

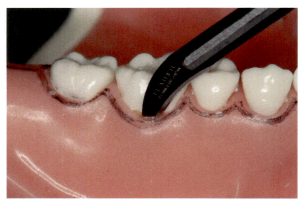

図13 2次切開（46-44頰舌側）．歯肉溝内切開（#12）．

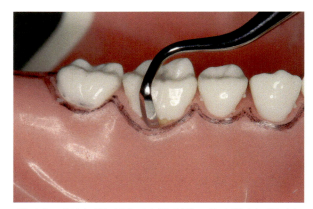

図14 2次切開（46-44頰舌側）．歯肉溝内切開（オルバンメス）．

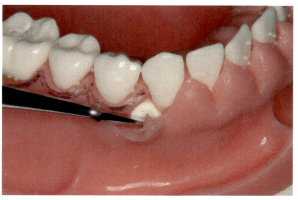

図15 歯肉剝離（44-43間）．歯肉の厚みのある歯間乳頭部から剝離する．

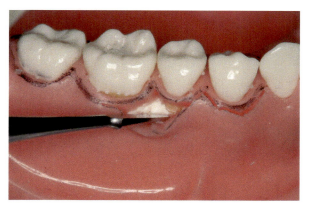

図16 歯肉剝離（46-45間）．

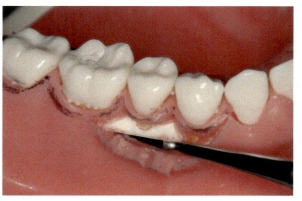

図17 歯肉剝離．剝離した歯間乳頭部分をつなげながら歯肉を全層弁で剝離する．

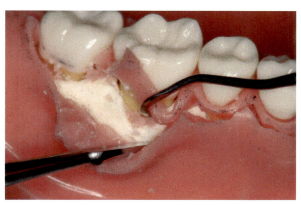

図18 3次切開．スケーラーや外科用鋭匙を使用する．

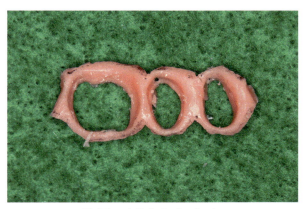

図19 病的歯肉（collar）．

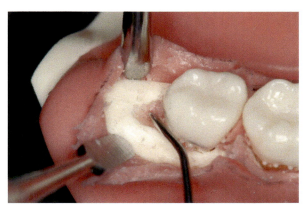

図20 炎症性（不良）肉芽除去（47遠心）．スケーラーや外科用鋭匙を使用する．

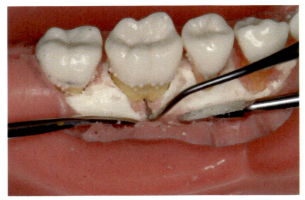

図21 不良肉芽除去(46根分岐部).

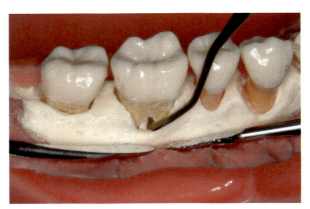

図22 不良肉芽除去後(46根分岐部).

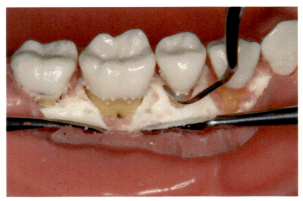

図23 スケーリング・ルートプレーニング.

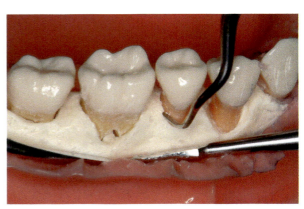

図24 スケーリング・ルートプレーニング後.

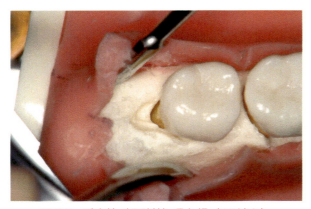

図25 垂直性(3壁性)骨欠損(47遠心).

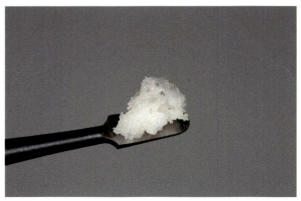

図26 骨移植材.

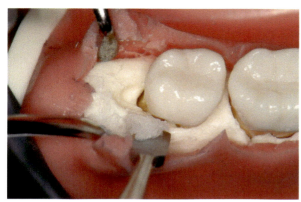

図27 骨移植材の填入.

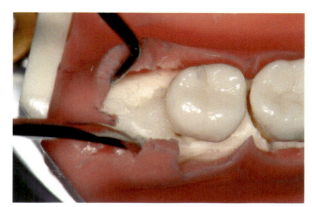

図28 骨移植材の填入後.

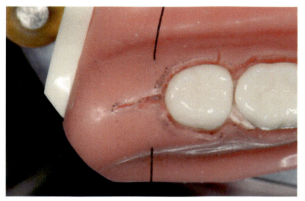

図29 垂直マットレス縫合の変法.

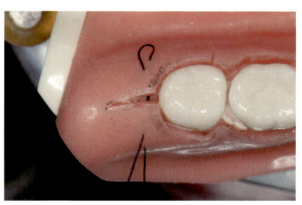

図30 垂直マットレス縫合の変法.

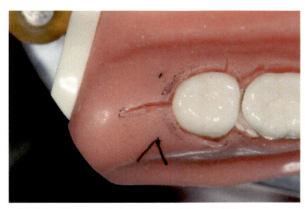

図31 垂直マットレス縫合の変法. holding suture

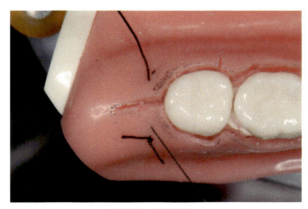

図32 単純縫合.

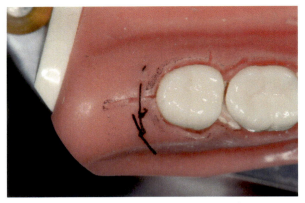

図33　単純縫合（closing suture）.

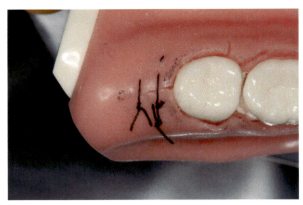

図34　縫合完了（47遠心）.

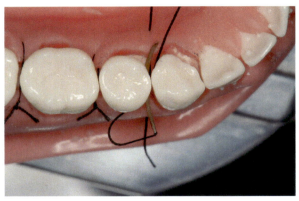

図35　歯間部の運針方法．針の後端から歯間部を通過させる．

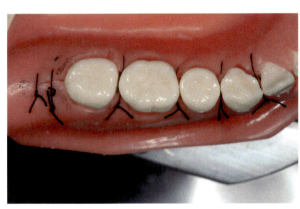

図36　縫合完了時（咬合面観）.

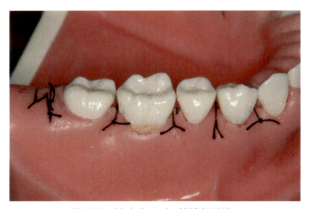

図37　縫合完了時（頰側面観）.

Chapter IV

歯周外科治療

MEMO

| 切除療法 | 組織付着療法 | **歯周組織再生療法** | 歯周形成手術 | 根分岐部病変の治療 |

6

歯周組織再生療法
歯周組織再生誘導（GTR）法
――24 遠心：垂直性骨欠損（2＋3壁性）

根分岐部病変の治療
歯周組織再生誘導（GTR）法
――27 頰側：根分岐部病変（Lindhe の分類2度）

トライセクション
――26 頰側〜近心：根分岐部病変（Glickman の分類4級）

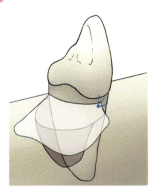

歯周組織再生誘導（GTR）法
- ▶再生療法施行部位：**歯肉溝内切開**
- ▶再生療法の治癒形態：**新付着**
- ▶歯周組織再生誘導（GTR）法
  GTR膜（保護膜・遮断膜）を骨欠損部に設置して上皮細胞の根尖側への侵入（ダウングロース）を防止して**スペースメイキング**をすることで**歯根膜由来細胞**を歯根面に誘導する方法.

垂直性骨欠損および**根分岐部病変（Lindheの分類1〜2度）**が適応.
ルートトランクが比較的長い，角化歯肉が十分に存在する歯周環境下が望ましい.

歯根分割抜去（トライセクション）
- ▶根分岐部で歯冠と歯根を分割し，保存不可能な歯根を歯冠も含めて抜去する.
歯内治療および歯冠補綴治療が必要となる.

準備する器具・器材
①歯周プローブ・ファーケーションプローブ
②替刃メス・替刃メスホルダー
③オルバンメス
④骨膜剝離子
⑤外科用鋭匙
⑥グレーシースケーラー
⑦GTR膜（遮断膜・保護膜）
⑧コーンプライヤー
⑨タービンバー・ルートプレーニングバー
⑩持針器
⑪縫合糸
⑫糸切りハサミ

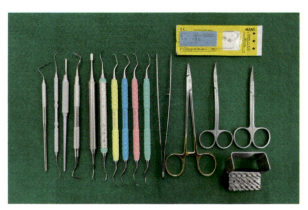

図1　器具.

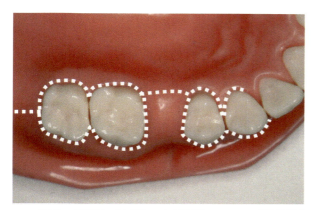

図2 切開線（点線）．咬合面観．

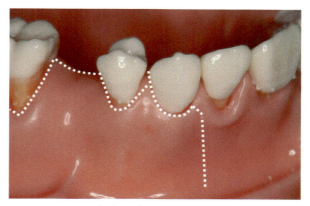

図3 切開線（点線）．頬側面観．

【術式：24-27】使用模型：PER1032-UL-SP-HM-28（NISSIN）

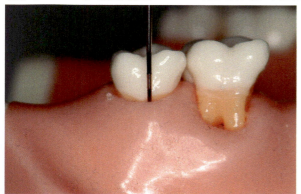

図4 プロービング（27頬側）．

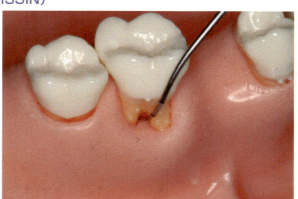

図5 ファーケーションプローブ．根分岐部病変の確認．

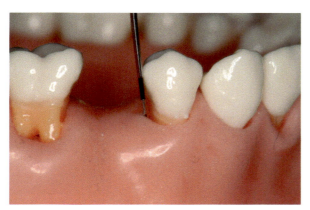

図6 プロービング（24遠心）．

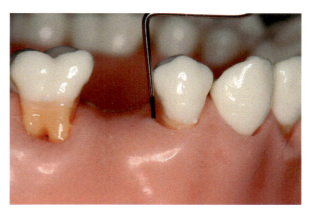

図7 ボーンサウンディング．24遠心に垂直性骨欠損．

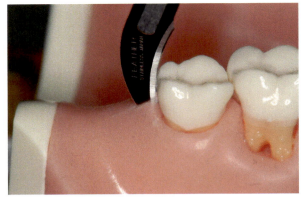
図8 切開（直線状）．#12替刃メス．

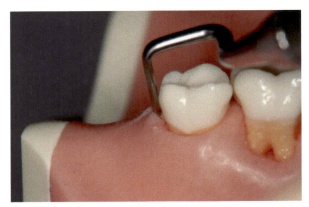
図9 切開．オルバンメス．

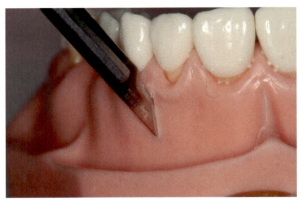
図10 縦切開．#15替刃メス．

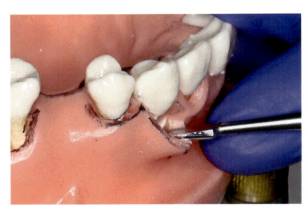
図11 歯肉剥離（全層弁）．骨膜剥離子．歯間乳頭部から剥離を開始する．

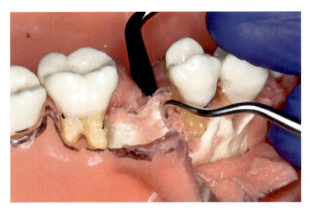
図12 炎症性肉芽除去（24遠心）．外科用鋭匙もしくはスケーラー．

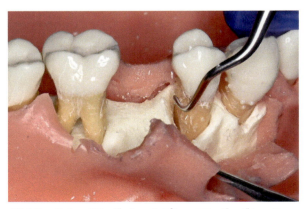
図13 スケーリング・ルートプレーニング．グレーシースケーラー．

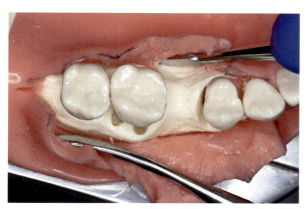

図14 全層弁剥離.

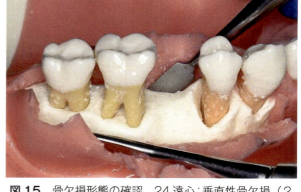

図15 骨欠損形態の確認. 24遠心：垂直性骨欠損（2＋3壁性）. 26, 27頬側：根分岐部病変.

check

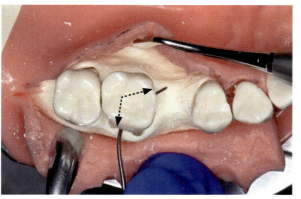

図16 根分岐部病変. Lindheの分類3度（頬側～近心）. トライセクション切断ライン（黒点線）.

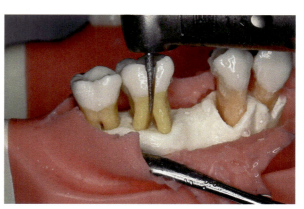

図17 トライセクション. 26近心頬側根.

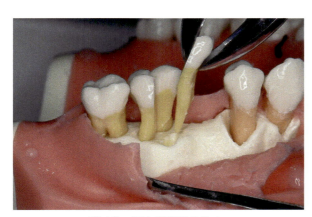

図18 近心頬側根の抜去.

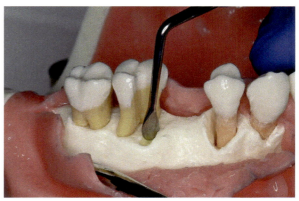

図19 抜歯窩の掻爬.

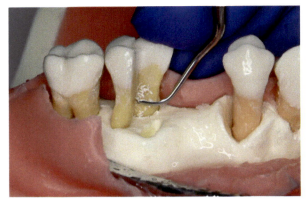
図20 オーバーハングの確認.

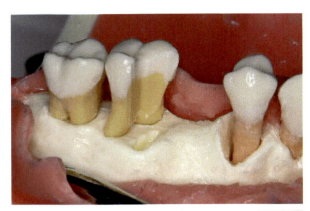
図21 トライセクション完了.

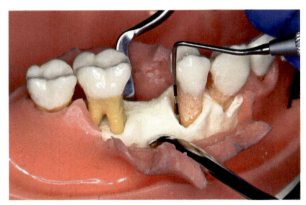
図22 GTR法（24）. 遠心：垂直性骨欠損.

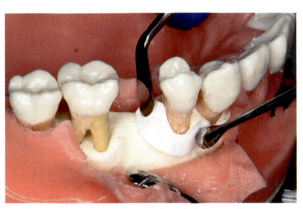
図23 GTR法（24）. 試適膜の設置.

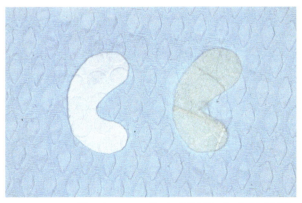
図24 GTR膜のトリミング. 左：試適膜, 右：GTR膜（疑似膜）.

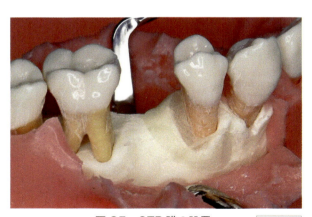
図25 GTR膜の設置.

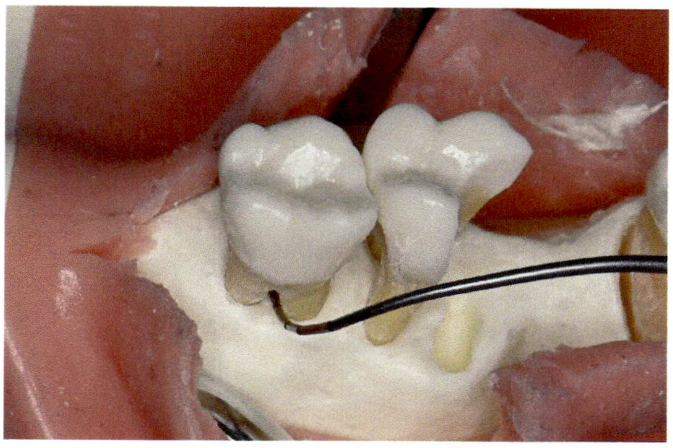

図26 GTR法（27）．頬側：Lindheの分類2度根分岐部病変．

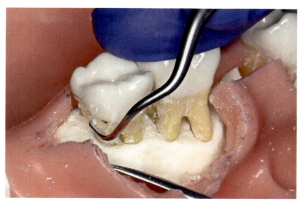

図27 GTR法（27）．炎症性肉芽除去．スケーリング・ルートプレーニング．

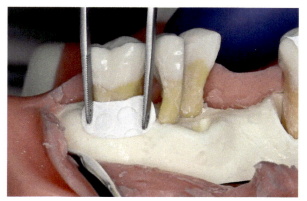

図28 試適膜．

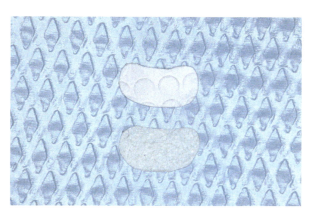

図29 GTR膜のトリミング．上：試適膜，下：GTR膜（バイオメンド®）．

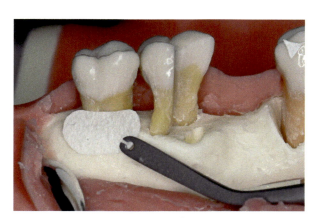

図30 GTR膜試適．

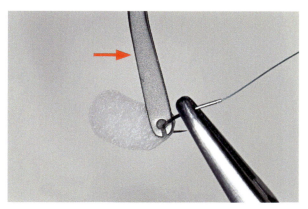

図31 GTR膜の縫合．GTR膜の把持：コーンプライヤー（矢印）．

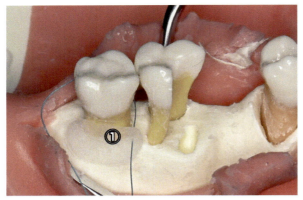

図32 GTR膜の縫合（懸垂縫合）．膜の近心側から針を刺入．

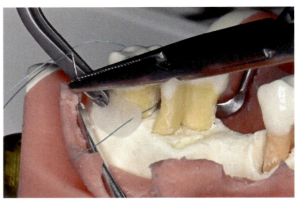

図33 GTR膜の縫合（懸垂縫合）．膜の遠心側に針を刺入．

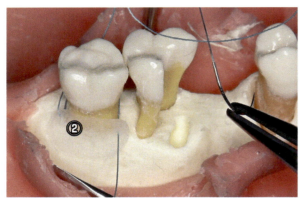

図34 GTR膜の縫合（懸垂縫合）．

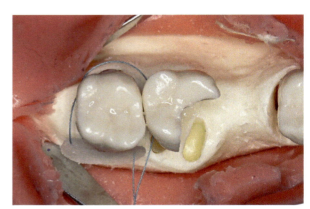

図35 GTR膜の縫合（懸垂縫合）．

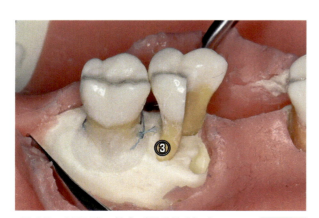

図36 GTR膜の縫合（懸垂縫合）完了．

check

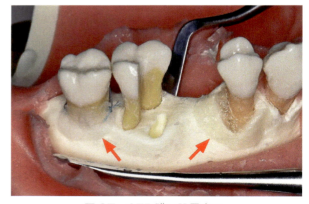

図37 GTR膜の設置完了．
24：GTR膜の縫合なし．
27：GTR膜の縫合あり．

174

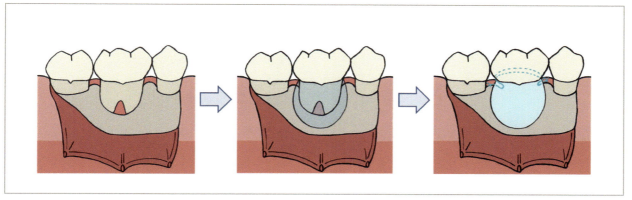

図38

【GTR膜の固定（懸垂縫合）】

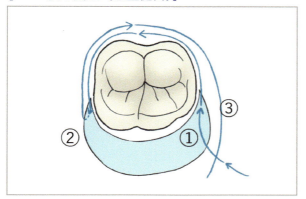

図39 ①GTR膜の近心側に頬側から刺入（膜辺縁から2mm離した位置）．②遠心側に針を頬側から刺入．③刺入位置（①）で結紮．

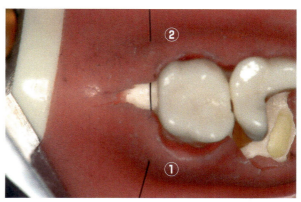

図40 縫合（27遠心）．
【縫合のポイント】①再生療法施行部位，②縦切開，③遠心→近心．

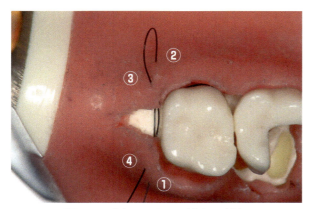

図41 垂直マットレス縫合の変法．

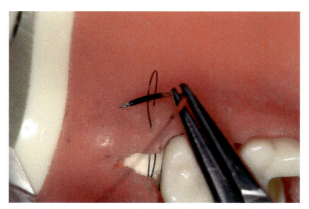

図42 垂直マットレス縫合の変法．ループに針を通す．

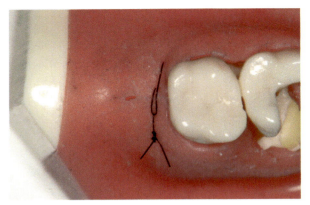

図43 垂直マットレス縫合の変法完了.

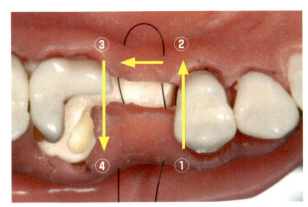

図44 内側性水平マットレス縫合（holding suture）.

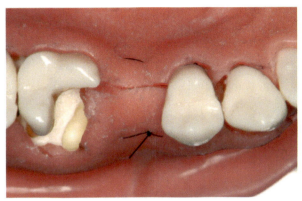

図45 内側性水平マットレス縫合完了.

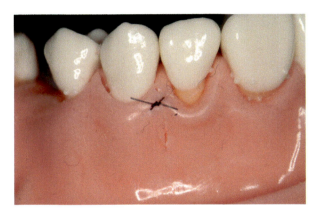

図46 縦切開部の縫合（単純縫合）.

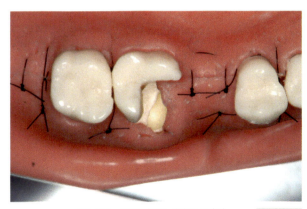

図47 縫合完了（咬合面観）.

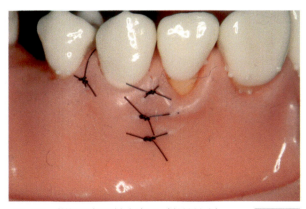

図48 縦切開部の縫合完了（単純縫合）.

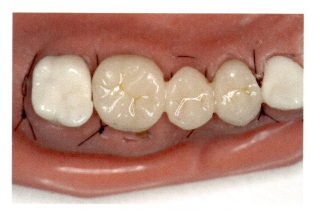 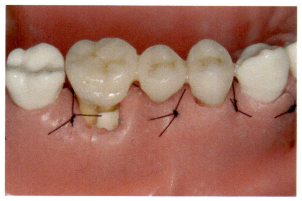

図49　歯周治療用装置の装着.

図50　歯周治療用装置の装着.

| 切除療法 | 組織付着療法 | **歯周組織再生療法** | 歯周形成手術 | 根分岐部病変の治療 |

7

歯周組織再生療法
エナメルマトリックスタンパク質を応用した手術法
線維芽細胞増殖因子（FGF-2）製剤を応用した手術法
――27 遠心：垂直性骨欠損（3 壁性）

根分岐部病変の治療
ルートリセクション／トライセクション
――26 頬側〜遠心根分岐部病変（Lindhe の分類 3 度）／26 遠心：垂直性骨欠損（1 壁性）（ヘミセプター状）

特徴・適応
- 再生療法施行部位：**歯肉溝内切開**
- 再生療法の治癒形態：**新付着**

エナメルマトリックスタンパク質
- **幼若ブタ**の歯胚から抽出し精製された生物由来材料で，主成分は**アメロジェニン**．歯周ポケット深さ 6 mm 以上，骨欠損の深さはエックス線画像上で深さ 4 mm，幅 2 mm 以上の**垂直性骨欠損**．根面塗布直前に**根面処理**（エッチング）必要．

FGF-2 製剤
- 主成分トラフェルミン

血管新生促進，未分化間葉系細胞の増殖促進．歯周ポケット深さ 4 mm 以上，骨欠損の深さは 3 mm 以上の**垂直性骨欠損**．

歯根切除術（ルートリセクション・ルートアンプテーション）
- 上顎大臼歯で 1 根のみに高度な歯周組織破壊（骨吸収）がある場合，歯根のみを切断・除去する．

歯根分割抜去（トライセクション）
- 根分岐部で歯冠と歯根を分割し，保存不可能な歯根を歯冠も含めて抜去する．歯内治療および歯冠補綴治療が必要となる．

準備する器具・器材
① 歯周プローブ・ファーケーションプローブ
② 替刃メス
③ 替刃メスホルダー
④ オルバンメス
⑤ 骨膜剝離子
⑥ 外科用鋭匙
⑦ グレーシースケーラー
⑧ タービンバー・ルートプレーニングバー
⑨ 骨移植材・EMD・FGF-2 製剤・根面処理剤
⑩ 持針器
⑪ 縫合糸
⑫ 糸切りハサミ

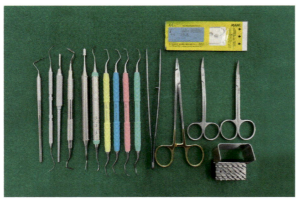

図 1　器具．

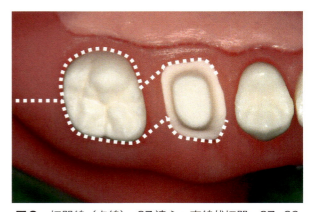

図 2　切開線（点線）．27 遠心：直線状切開，27，26 頬舌側：歯肉溝内切開，27-26 間：斜走切開（Diagonal Papilla Incision）．

【術式：26-27】使用模型：NUSDDP_TT モデル（SIA）

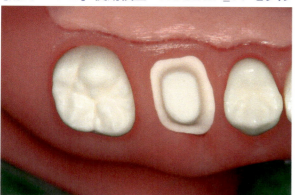

図3　術前（咬合面観）.

図4　術前（咬合面観）. 骨欠損形態の確認. 26遠心：1壁性骨欠損.

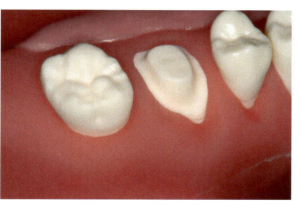

図5　術前（頰側面観）.

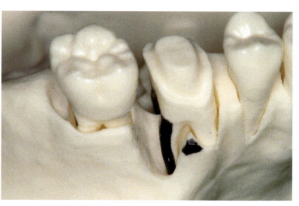

図6　術前（頰側面観）. 27遠心：3壁性骨欠損, 26遠心：1壁性骨欠損（ヘミセプター状）.

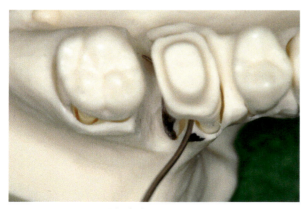

図7　根分岐部病変. Lindhe の分類3度.

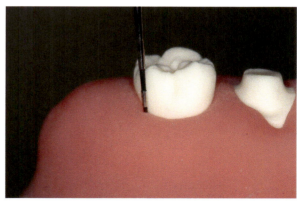

図8　プロービングデプス測定. CP-11使用（5 mm）.

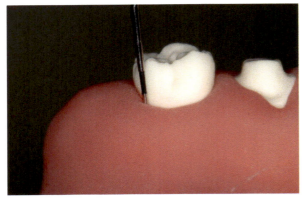

図9 ボーンサウンディング．CP-11使用（7mm）．

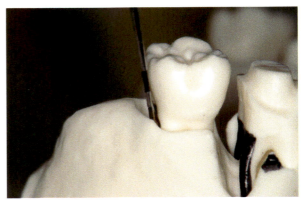

図10 ボーンサウンディング．骨欠損形態の確認．
27遠心：垂直性（3壁性）骨欠損．

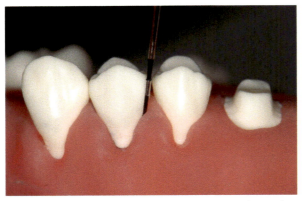

図11 ボーンサウンディング．CP-11使用（4mm）．

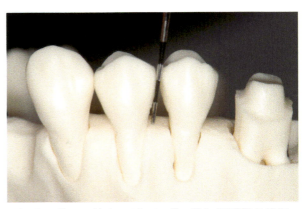

図12 ボーンサウンディング．骨欠損形態の確認．
14遠心：水平性骨欠損．

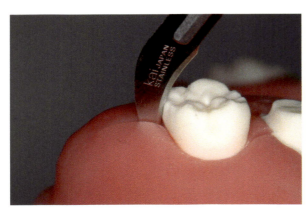

図13 切開（直線状）．

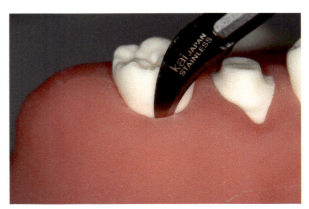

図14 歯肉溝内切開．

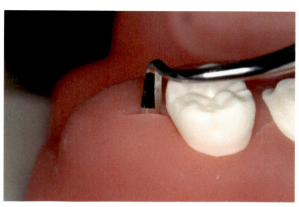

図15 オルバンメスを用いた切開.

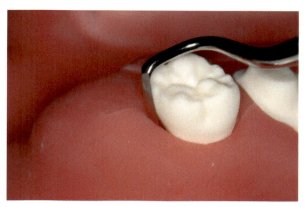

図16 オルバンメスを用いた切開.

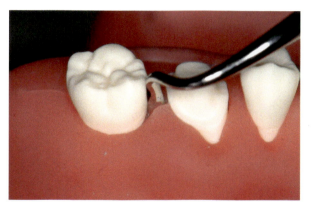

図17 27-26間の切開.

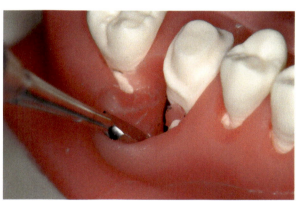

図18 27-26間の歯肉剥離. 26遠心骨欠損内部の炎症性軟組織（不良肉芽）と頰側歯肉に連続性がある.

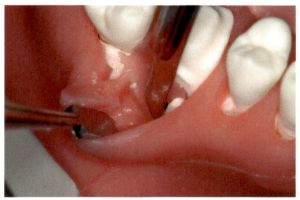

図19 27-26間の歯肉剥離. 頰側歯肉と不良肉芽の境界部位にメスを挿入し切離していく.

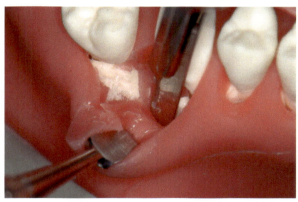

図20 27-26間の歯肉剥離. 頰側歯肉を骨膜剥離子で頰側にやや倒しテンションをかけると切離しやすい.

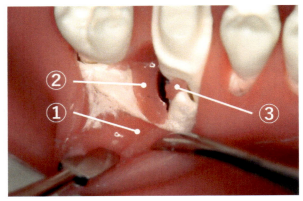

図21 27-26間の歯肉剥離．①頬側歯肉，②不良肉芽組織，③根分岐部内の不良肉芽組織．

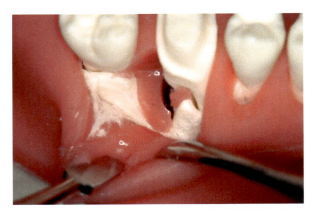

図22 27-26間の歯肉剥離．全層弁（粘膜骨膜弁）．

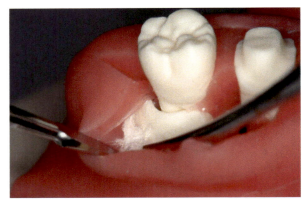

図23 27遠心の歯肉剥離．27遠心骨欠損内部の炎症性肉芽組織（不良肉芽）と頬側歯肉に連続性がある．

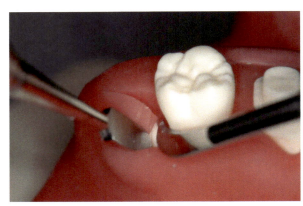

図24 27遠心の歯肉剥離．歯肉と不良肉芽の境界部位にメスを挿入し切離していく．

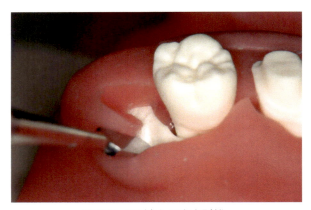

図25 27遠心の歯肉剥離．

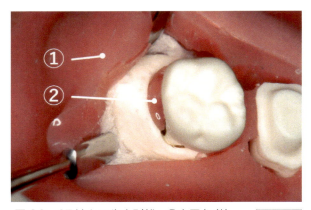

図26 27遠心の歯肉剥離．①全層弁（粘膜骨膜弁），②不良肉芽組織．

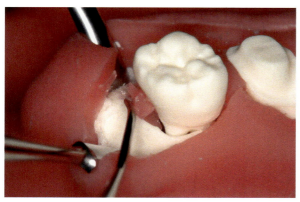

図27 27遠心の不良肉芽除去．外科用鋭匙の使用．

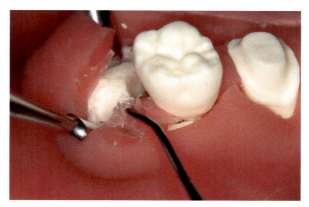

図28 27遠心の不良肉芽除去．

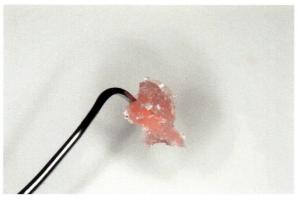

図29 一塊に除去された不良肉芽組織．

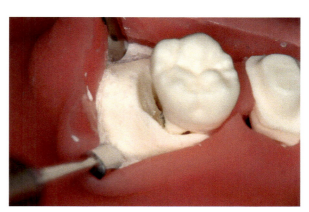

図30 27遠心骨欠損形態の確認．垂直性骨欠損（3壁性）．

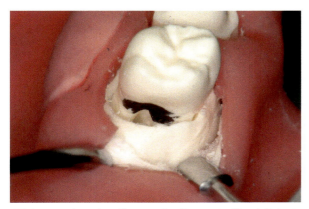

図31 スケーリング・ルートプレーニング．病的セメント質（黒マジック）．

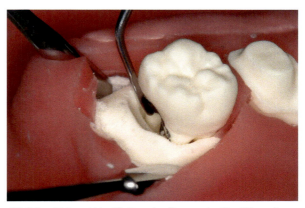

図32 スケーリング・ルートプレーニング．グレーシースケーラー#13/14使用．

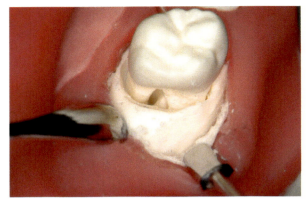
図33　スケーリング・ルートプレーニング終了.

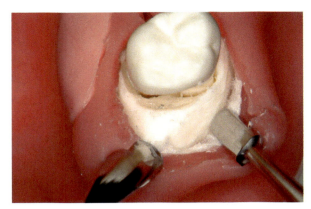
図34　3壁性骨欠損.

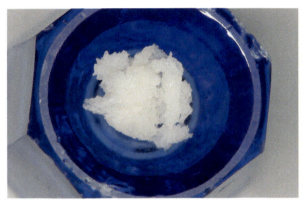
図35　骨移植材.

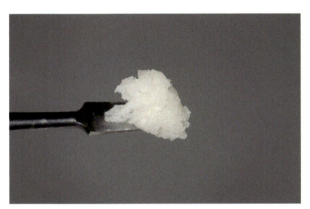
図36　骨移植材.

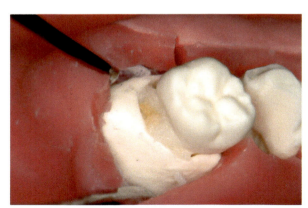
図37　骨移植材を骨欠損へ填入.

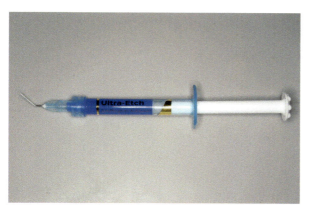

図38 根面処理剤. 35%正リン酸.

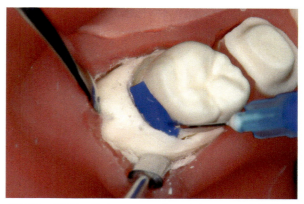

図39 根面処理（エッチング）. 最大15秒・スミア層の除去.

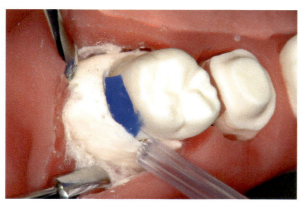

図40 水洗.

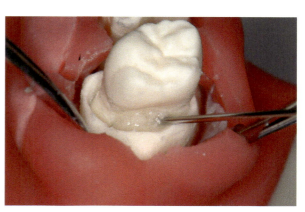

図41 エナメルマトリックスタンパク質の欠損部への塗布.

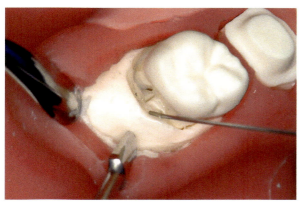

図42 塩基性線維芽細胞増殖因子（FGF-2)製剤の欠損部への塗布. 根面処理は不要.

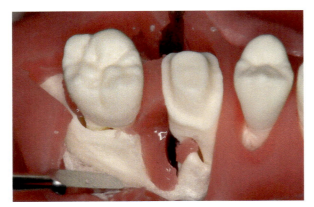

図43 26遠心部のデブライドメント前.

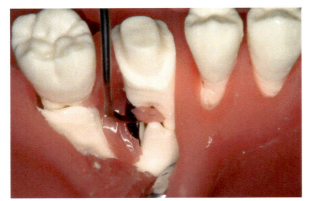

図44 26根分岐部の不良肉芽除去.

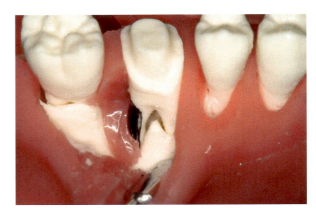

図45 不良肉芽除去終了時.

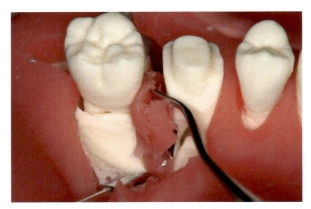

図46 26遠心部の不良肉芽除去.

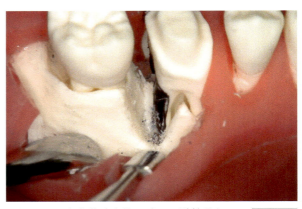

図47 不良肉芽除去終了時. 1壁性骨欠損（ヘミセプター状）.

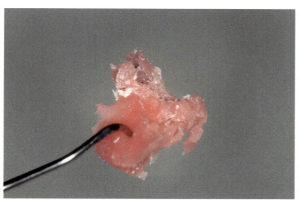
図48 一塊に除去された不良肉芽組織.

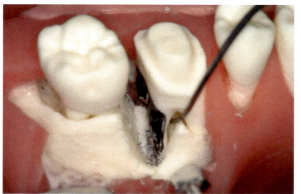
図49 根分岐部病変．Lindheの分類3度．ファーケーションプローブで確認．

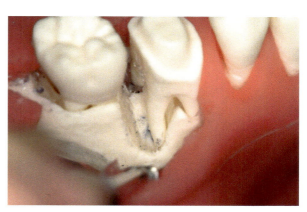
図50 スケーリング・ルートプレーニング終了．

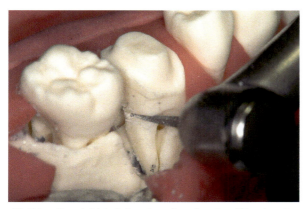
図51 ルートリセクション・ルートアンプテーション（歯根切除術）．26頰側遠心根．

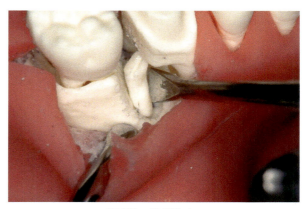
図52 歯根除去．

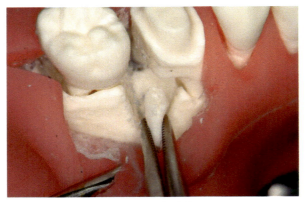
図53 歯根除去.

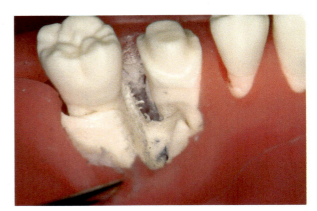
図54 歯根除去後.

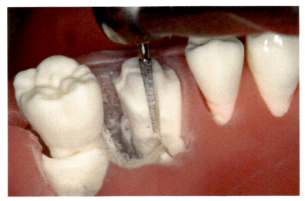
図55 トライセクション（歯根分割抜去）.

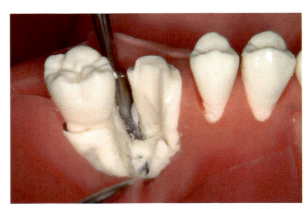
図56 トライセクション後（歯根分割抜去）. 頰側面観.

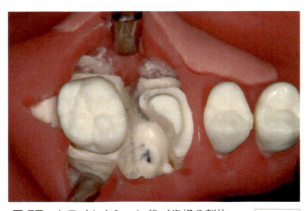
図57 トライセクション後（歯根分割抜去）. 咬合面観.

check

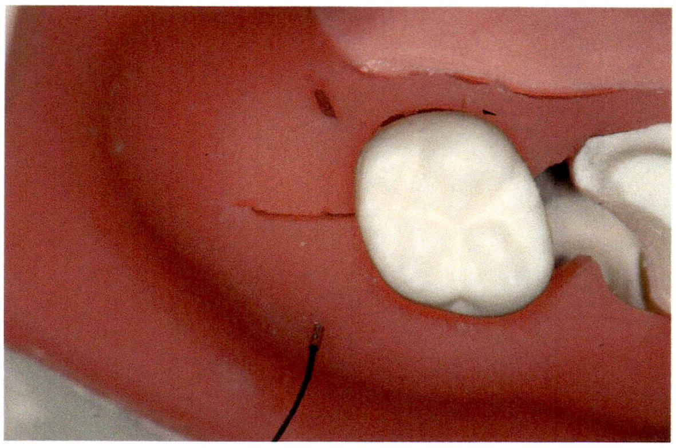

図58 縫合（単純縫合）．再生療法施行部位から縫合開始．

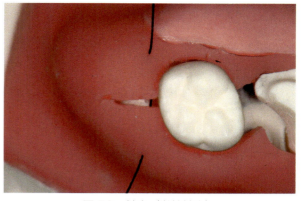
図59 縫合（単純縫合）．

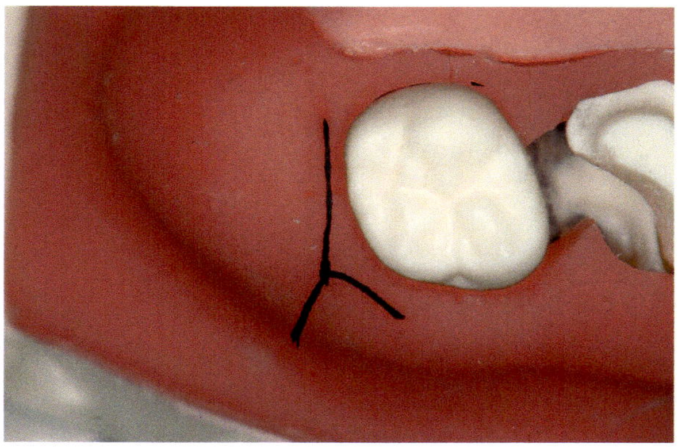

図60 縫合（単純縫合）．

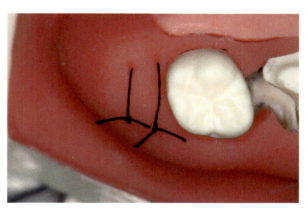
図61 縫合終了時．27遠心．

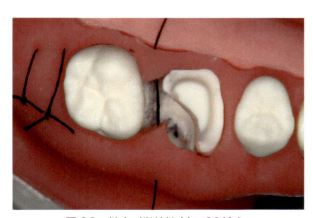
図62 縫合（単純縫合）．26遠心．

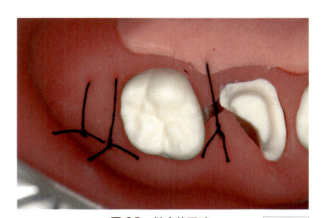
図63 縫合終了時．

check

| 切除療法 | 組織付着療法 | **歯周組織再生療法** | 歯周形成手術 | **根分岐部病変の治療** |

8

歯周組織再生療法
エナメルマトリックスタンパク質を応用した手術法
線維芽細胞増殖因子（FGF-2）製剤を応用した手術法
——17遠心：垂直性骨欠損（2＋3壁性）／16遠心：垂直性骨欠損（2壁性）

根分岐部病変の治療
歯周組織再生誘導（GTR）法
——16頬側：根分岐部病変（Lindheの分類2度）

特徴
- 再生療法施行部位：**歯肉溝内切開**
- 再生療法の治癒形態：**新付着**

エナメルマトリックスタンパク質
- **幼若ブタ**の歯胚から抽出し精製された生物由来材料で，主成分は**アメロジェニン**
  歯周ポケット深さ6mm以上，骨欠損の深さはエックス線画像上で深さ4mm，幅2mm以上の**垂直性骨欠損**
  根面塗布直前に**根面処理（エッチング）**必要

FGF-2製剤
- 主成分トラフェルミン
  血管新生促進，未分化間葉系細胞の増殖促進

歯周ポケット深さ4mm以上，骨欠損の深さは3mm以上の**垂直性骨欠損**

歯周組織再生誘導（GTR）法
- GTR膜（保護膜・遮断膜）を骨欠損部に設置して上皮細胞の根尖側への侵入（ダウングロース）を防止して**スペースメイキング**をすることで**歯根膜由来細胞**を歯根面に誘導する方法．
  垂直性骨欠損および**根分岐部病変（Lindheの分類1～2度）**が適応．
  ルートトランクが比較的長い，角化歯肉が十分に存在する歯周環境下が望ましい．

準備する器具・器材
① 歯周プローブ・ファーケーションプローブ
② 替刃メス・替刃メスホルダー
③ オルバンメス
④ 骨膜剥離子
⑤ 外科用鋭匙
⑥ グレーシースケーラー
⑦ 骨移植材・EMD・FGF-2製剤・根面処理剤・GTR膜
⑧ コーンプライヤー
⑨ 持針器
⑩ 縫合糸
⑪ 糸切りハサミ

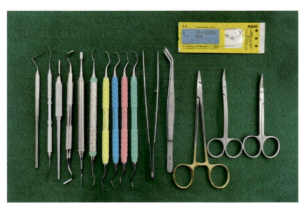

図1　器具．

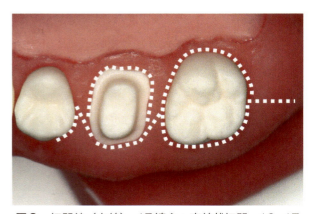

図2　切開線（点線）．17遠心：直線状切開．16, 17頬舌側：歯肉溝内切開．27-26間：SPPF．

【術式：16-17】使用模型：NUSDDP_TT モデル（SIA）

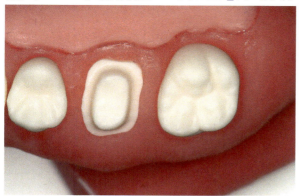

図3　術前（咬合面観）.

図4　術前（咬合面観）. 骨欠損形態の確認. 16遠心：2壁性骨欠損.

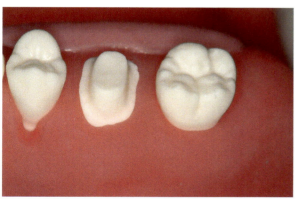
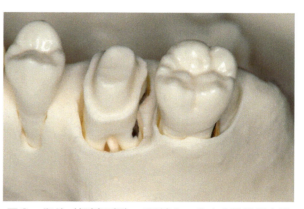

図5　術前（頰側面観）.

図6　術前（頰側面観）. 17遠心：2＋3壁性混合型骨欠損. 16遠心：2壁性骨欠損.

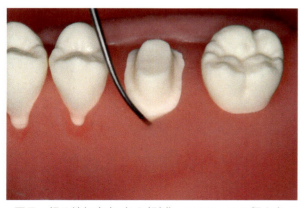
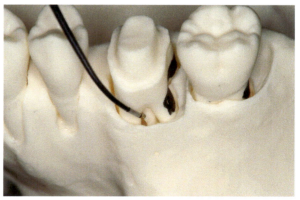

図7　根分岐部病変（16頰側）. Lindheの分類2度.

図8　根分岐部病変（16頰側）. Lindheの分類2度.

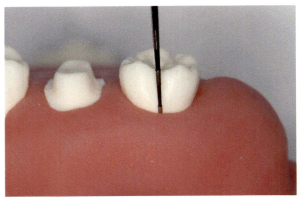

図9 プロービングデプス測定．CP-11 使用．17 頰側中央 2 mm．

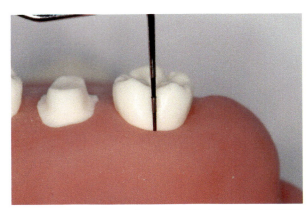

図10 ボーンサウンディング．CP-11 使用．17 頰側中央 4 mm．

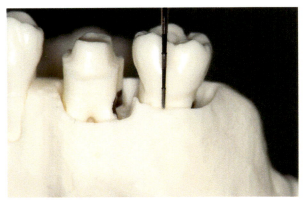

図11 ボーンサウンディング．

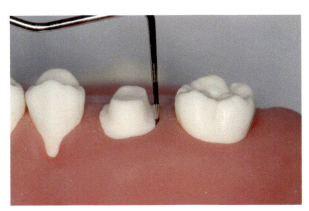

図12 プロービングデプス測定．CP-11 使用．16 遠心 6 mm．

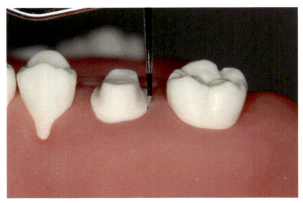

図13 ボーンサウンディング．CP-11 使用．16 遠心 7 mm．

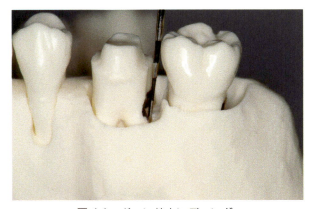

図14 ボーンサウンディング．

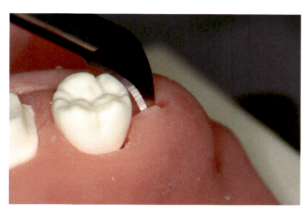

図15 切開（直線状）.

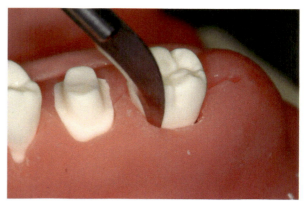

図16 歯肉溝内切開.

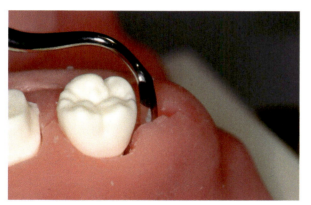

図17 オルバンメスを用いた切開.

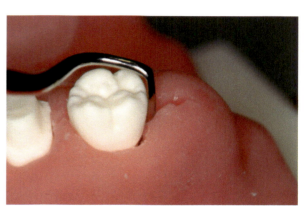

図18 オルバンメスを用いた切開.

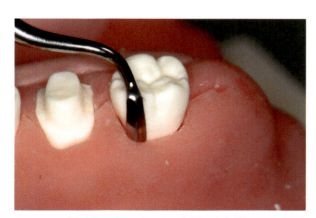

図19 オルバンメスを用いた切開.

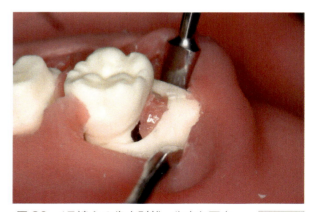

図20 17遠心の歯肉剥離．歯肉と不良肉芽の境界部位にメスを挿入し切離していく．

Chapter Ⅳ 歯周外科治療

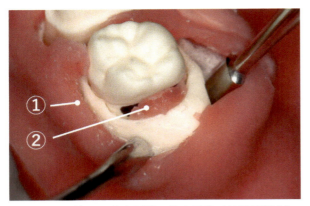
図21 17遠心の歯肉剥離．①全層弁（粘膜骨膜弁），②不良肉芽組織．

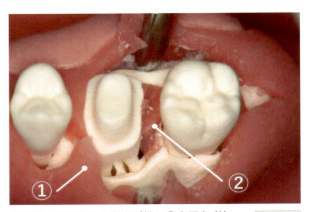
図22 16遠心の歯肉剥離．①全層弁（粘膜骨膜弁），②不良肉芽組織．

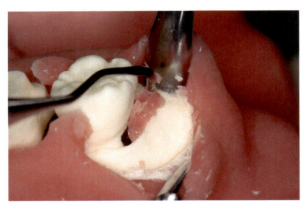
図23 17遠心の不良肉芽除去．

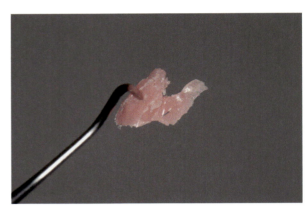
図24 一塊に除去された不良肉芽組織．

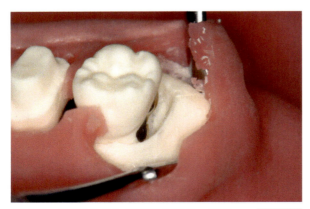
図25 17遠心骨欠損形態の確認．垂直性骨欠損（2＋3壁性）．

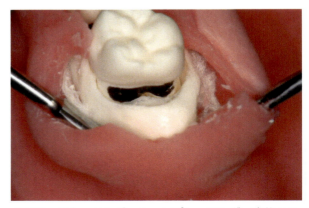
図26 スケーリング・ルートプレーニング．病的セメント質（黒マジック）．

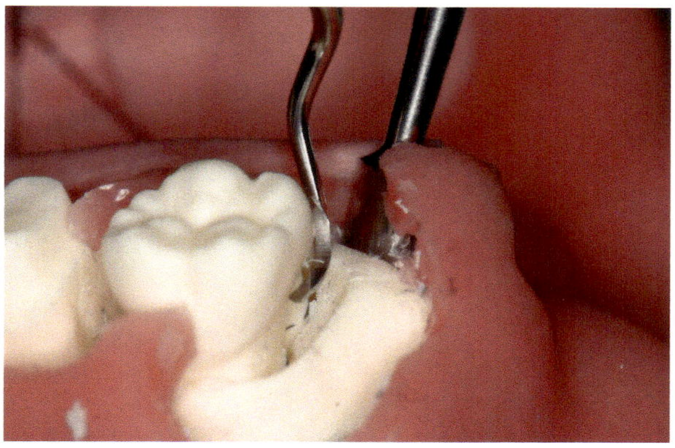

図27 スケーリング・ルートプレーニング．グレーシースケーラー#13/14使用．

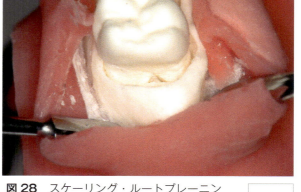

図28 スケーリング・ルートプレーニング終了（17）．

check

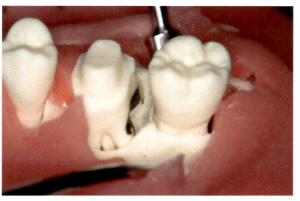

図29 スケーリング・ルートプレーニング．グレーシースケーラー#13/14使用．

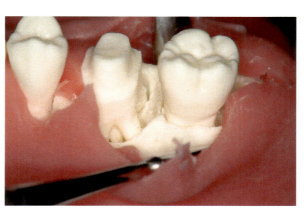

図30 スケーリング・ルートプレーニング終了（16）．

check

【エナメルマトリックスタンパク質の応用】

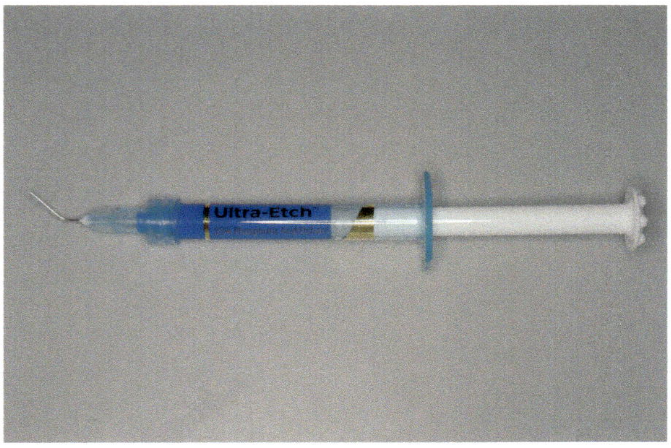

図31 根面処理剤．35%正リン酸．

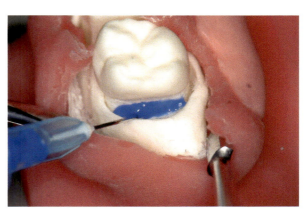

図32 根面処理（エッチング）．最大15秒・スミア層の除去．

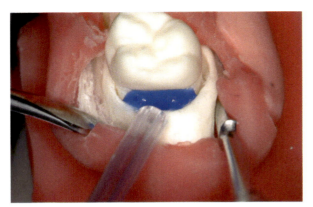

図33 水洗.

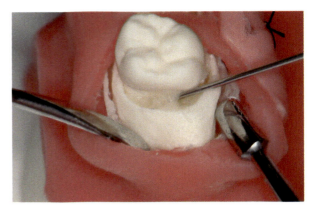

図34 エナメルマトリックスタンパク質（Emdogain®Gel, Straumann®）の欠損部への塗布.

【FGF-2製剤の応用】

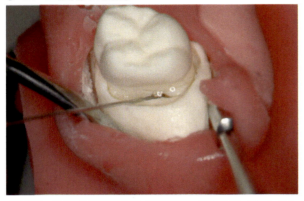

図35 塩基性線維芽細胞増殖因子（FGF-2）製剤（リグロス®，科研製薬）の欠損部への塗布.
＊根面処理は不要

【骨移植術】

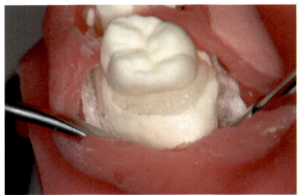

図36 骨移植材を骨欠損へ填入（17）.

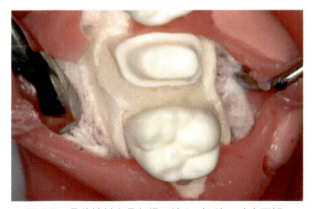

図37 骨移植材を骨欠損へ填入（16）. 咬合面観.

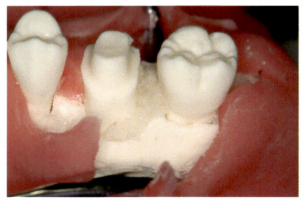

図38 骨移植材を骨欠損へ填入（16）. 頰側面観.

【歯周組織再生誘導（GTR）法】

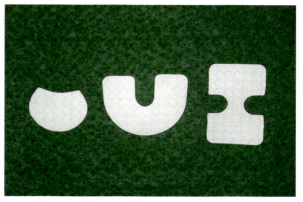

図39 GTR試適膜（BioMend®, ZimVie）. ウシ由来タイプIコラーゲン. 生体吸収性メンブレン.

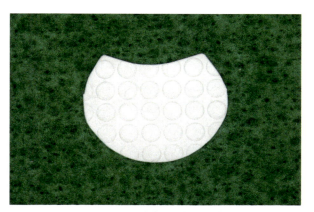

図40 GTR試適膜. 根分岐部用.

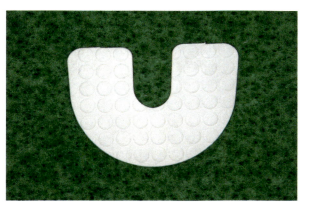

図41 GTR試適膜. ラップアラウンド（骨縁下欠損・隣在歯なし）.

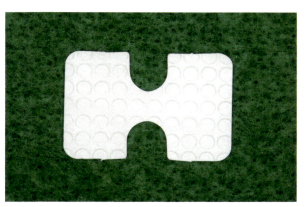

図42 GTR試適膜. インタープロキシマル（骨縁下欠損・歯間部）.

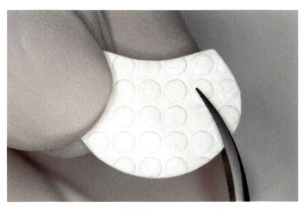

図43 試適膜のトリミング.

【GTR法（17遠心）】

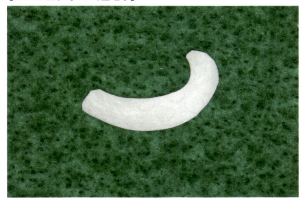

図44 試適膜のトリミング後.

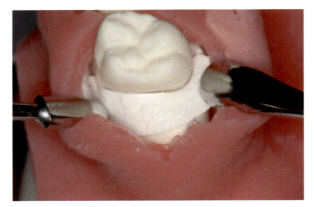

図45 試適膜の欠損部への試適（17）.

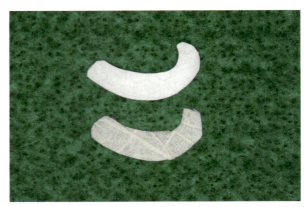

図46 GTR膜のトランスファー．上：試適膜，下：GTR膜．＊写真のGTR膜は実物とは異なる．

> プラスα 【GTR法（16-17間）】

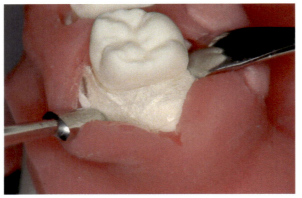

図47 GTR膜の欠損部への設置（17）.

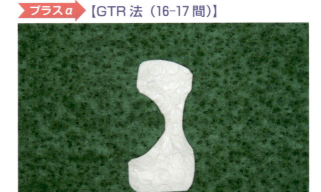

図48 試適膜のトリミング（16）.

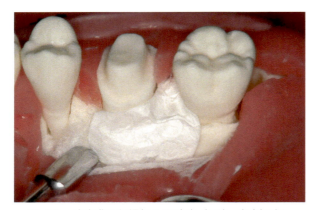

図49 試適膜の欠損部への試適（16）．頰側面観．

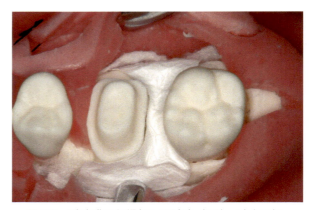

図50 試適膜の欠損部への試適（16）．咬合面観．

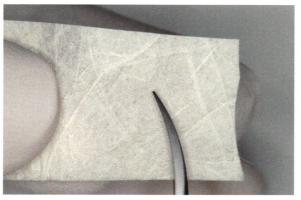

図51 GTR膜のトリミング．試適膜がない場合は，GTR膜を直接トリミングし欠損形態に合わせていく．
＊写真のGTR膜は実物とは異なる．

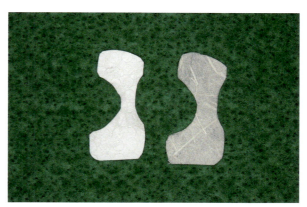

図52 GTR膜のトランスファー．左：試適膜，右：GTR膜．

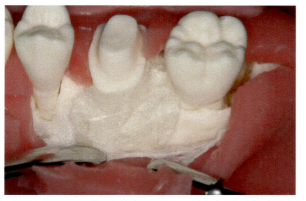

図53 GTR膜の欠損部への設置（16）．頰側面観．

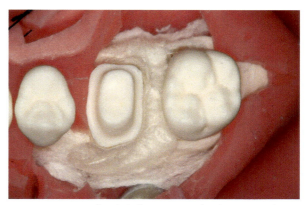

図54 GTR膜の欠損部への設置（16）．咬合面観．

【縫合】

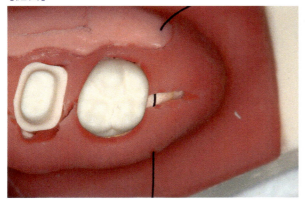

図55 縫合（垂直マットレス縫合）．再生療法施行部位から縫合開始．

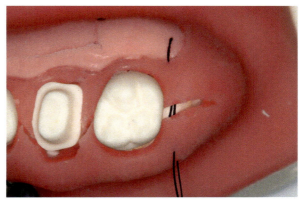

図56 縫合（垂直マットレス縫合）．歯肉辺縁から約9mm根尖側に刺入する．

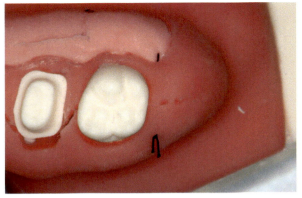

図57 縫合（垂直マットレス縫合）終了時．holding suture．

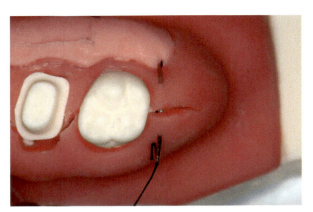

図58 縫合（単純縫合）．

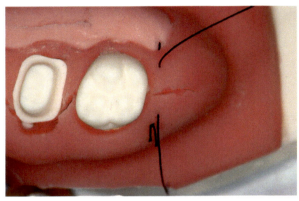

図59 縫合（単純縫合）．

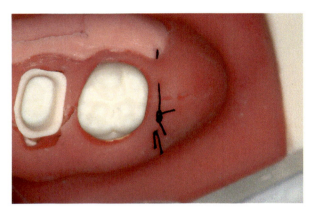

図60 縫合（単純縫合）終了時．closing suture．

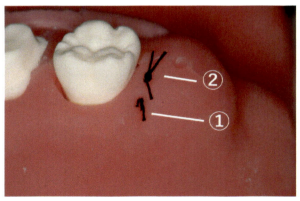

図61 縫合終了時．①holding suture，②closing suture．

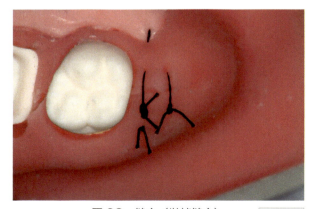

図62 縫合（単純縫合）．

check

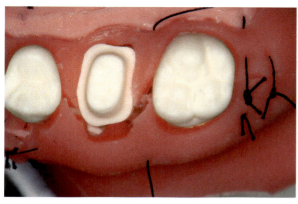

図63 縫合(垂直懸垂マットレス縫合・ローレルテクニック).

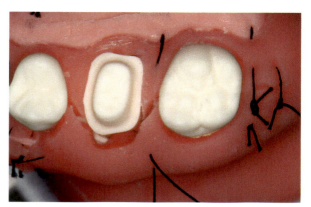

図64 縫合.

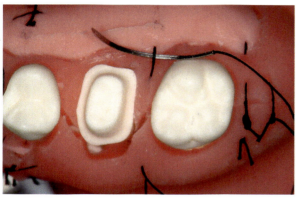

図65 縫合(咬合面観). 口蓋側のループに針を通す.

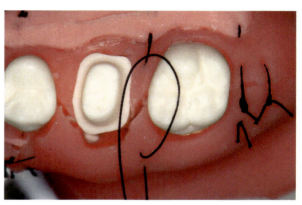

図66 縫合.

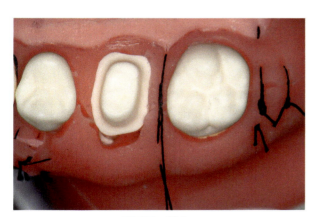

図67 縫合.

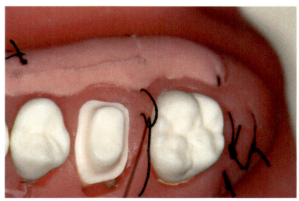

図68 縫合(近心側方向). 口蓋側のループに針を通す.

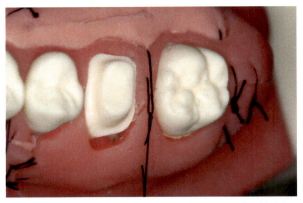

図69 縫合（近心側方向）．口蓋側のループに針を頬側に移動させる．

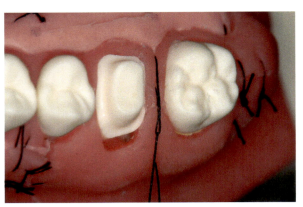

図70 縫合（近心側方向）．

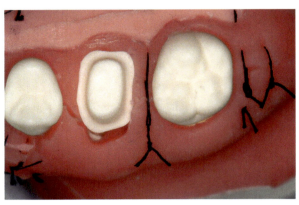

図71 縫合．刺入点にて結紮する．

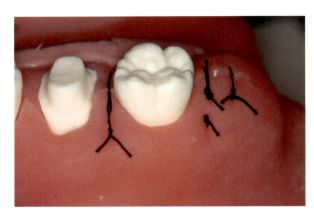

図72 縫合．

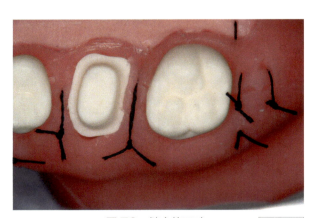

図73 縫合終了時．

check

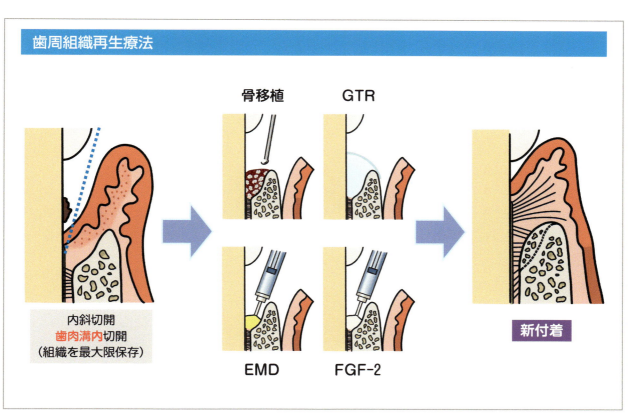

図74　歯周組織再生療法.

切除療法　組織付着療法　歯周組織再生療法　**歯周形成手術**　根分岐部病変の治療

9 歯周形成手術
小帯切除術

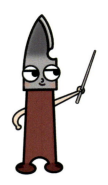

> **特徴**
> ▶ 高位付着した小帯を切除することで，**プラークコントロールを行いやすい歯周環境を整備**する目的で行われる．
> ▶ **付着歯肉が増加**する．
> ▶ 小帯切除することで**口腔前庭が拡張**される．
> ▶ 小帯切除後の後戻りの防止や角化歯肉の増大を目的に，**遊離歯肉移植術を併用**する場合もある．

> **適応**
> ▶ 小帯の付着位置異常
> ▶ 小帯強直症の改善

> **準備する器具・器材**
> ① 替刃メス
> ② 替刃メスホルダー
> ③ ティッシュプライヤー
> ④ 持針器
> ⑤ 縫合糸
> ⑥ 糸切りハサミ

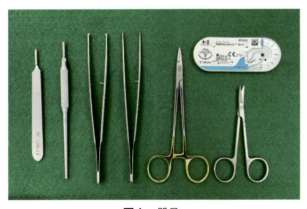

図1　器具．

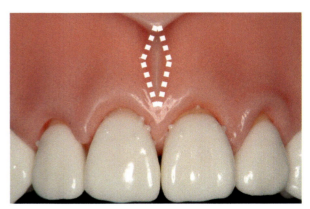

図2　切開線（点線）．

204

【術式】使用模型：PER1032-UL-SP-HM-28（NISSIN）

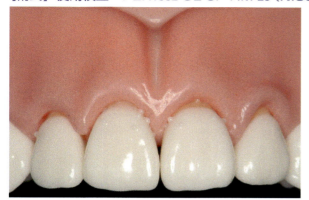

図3 術前．上唇小帯の高位付着．

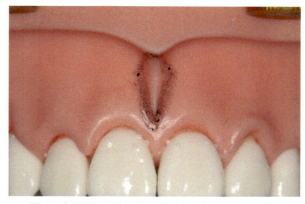

図4 切開線の設定（マジックで印記：ひし形）．

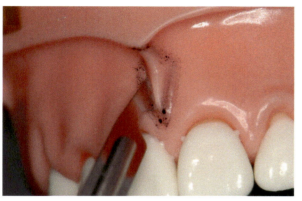

図5 切開．骨面の手前まで切開を加える．根尖側⇒歯冠側方向にメスを動かす．

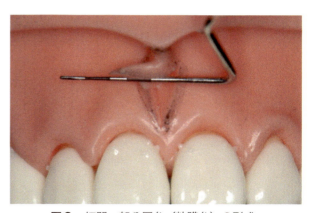

図6 切開．部分層弁（粘膜弁）の形成．

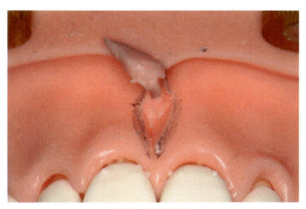

図7 小帯切除．

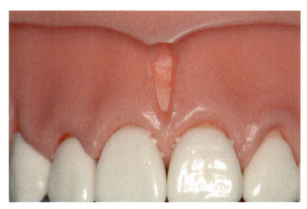

図8 小帯切除後．

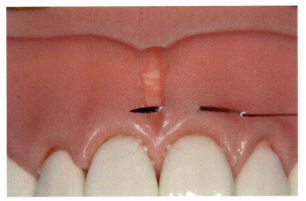

図9 縫合（単純縫合）.

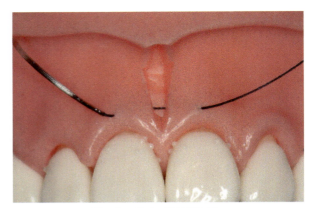

図10 縫合（単純縫合）.

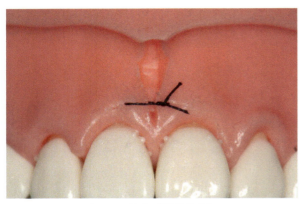

図11 縫合（単純縫合）.

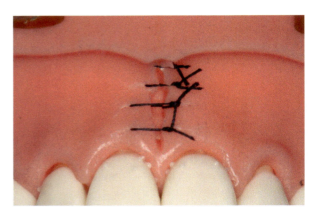

図12 縫合後．歯肉弁が寄らない場合は歯周パックにて創面保護を行う場合がある．

check

【術前】

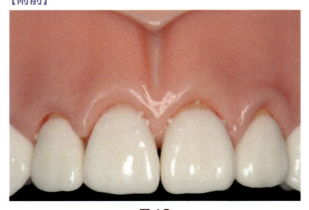

図13

【術後】

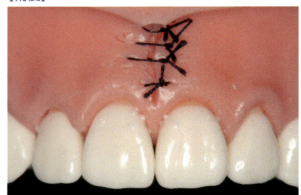

図14

MEMO

10 歯周形成手術
遊離歯肉移植術

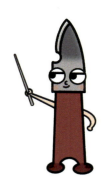

特徴
- 付着歯肉（角化歯肉）の不足により，ブラッシングや細菌性因子など外的刺激に対して抵抗する歯周環境の整備を目的とする．
- 口蓋側歯肉から上皮と結合組織で構成される移植片を採取する．
- 手術創が **2カ所** となる．
- 移植後に **島状形態（グラフトアイランド）** ができることがあり，色調の調和が得られないことから審美領域には適応しない．

適応
- 付着歯肉の獲得・増大
- 口腔前庭の拡張
- 1歯～複数歯における根面被覆（審美領域を除く）

準備する器具・器材
① 歯周プローブ
② 替刃メス
③ 替刃メスホルダー
④ ティッシュプライヤー
⑤ 歯肉ハサミ
⑥ 持針器
⑦ 糸切りハサミ
⑧ 縫合糸

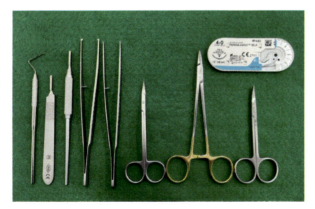

図1　器具．

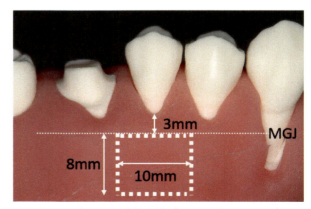

図2　切開線．15唇側中央部角化歯肉幅3mm，プロービングデプス3mm ⇒ 付着歯肉がない．

【術式：25】 使用模型：NUSDDP_TT モデル（SIA）

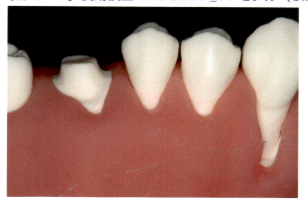
図3 術前.

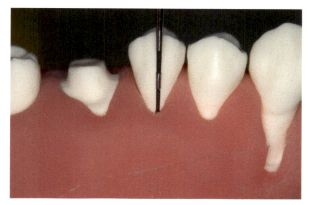
図4 プロービング.

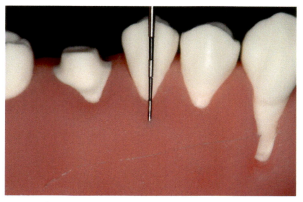
図5 角化歯肉幅の測定．歯肉辺縁〜MGJ の距離を 3 mm とする．

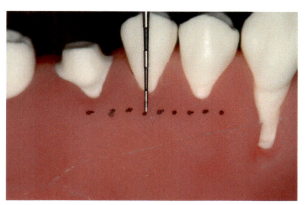
図6 MGJ ラインのプロット．

check

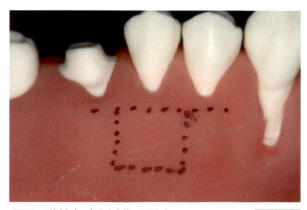
図7 移植床（受容側）の設定．
幅 10mm, 高さ 8mm とする（図2参照）．

check

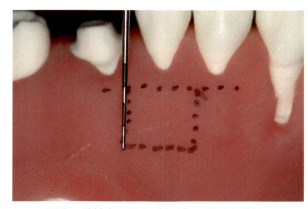
図8 移植床の設定（高さ）．CP-11 使用．

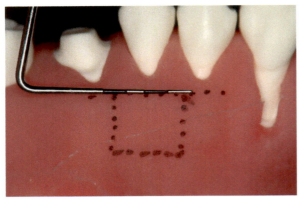
図9 移植床の設定（幅）．CP-11使用．

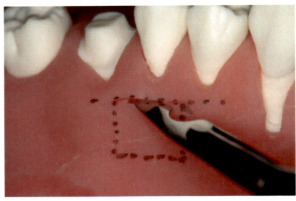
図10 移植床の形成．部分層弁（粘膜弁）により必要な領域を形成する．骨面に到達しない範囲にメスを挿入する．

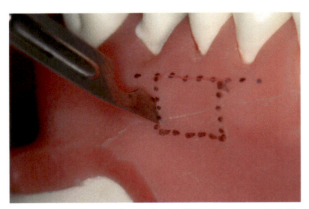
図11 移植床の形成．遠心部の縦切開．メスは根尖側⇒歯冠側方向に操作する．

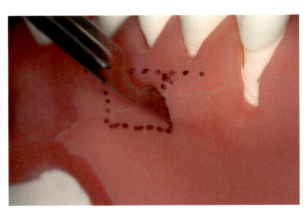
図12 移植床の形成．近心部の縦切開．

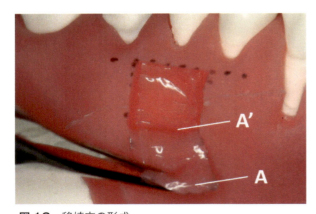
図13 移植床の形成．
補足：小帯の高位付着などがあり，口腔前庭が浅く口腔前庭拡張術を行う場合は，Aの部分をA'に骨膜縫合する．

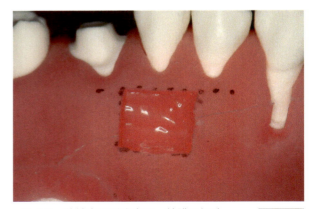
図14 移植床の形成完了．粘膜の切除．

check

210

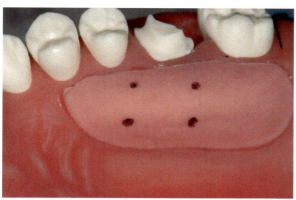

図15 供給側（上顎右側口蓋側）からの遊離歯肉移植片の採取．移植床よりもややサイズを小さくする．

check

図16 供給側（上顎右側口蓋側）からの遊離歯肉移植片の採取．幅の設定．

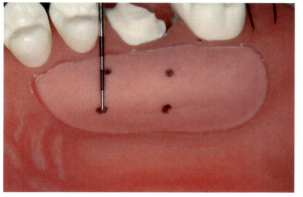

図17 供給側（上顎右側口蓋側）からの遊離歯肉移植片の採取．高さの設定．

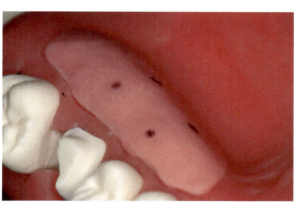

図18 供給側を後方位から直視．

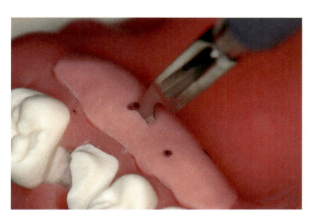

図19 切開．メスは遠心から近心方向に動かす．水平位で出血を伴う施術になる場合，切開により遠心方向に血が流れることをイメージする．

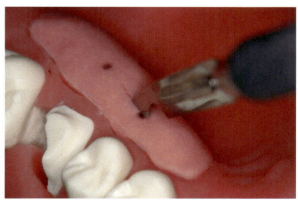

図20 切開．出血により術野が不鮮明にならないように配慮する．

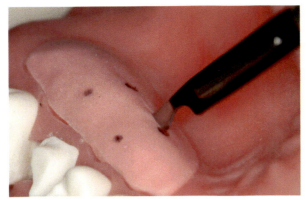
図21 切開.

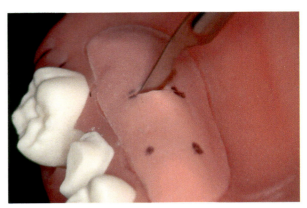
図22 切開.

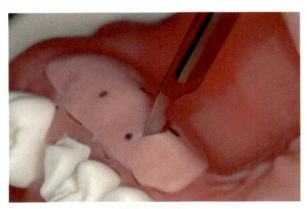
図23 切開.

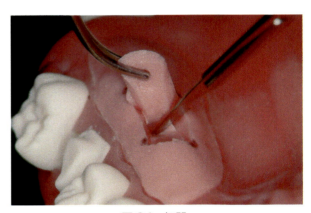
図24 切開.

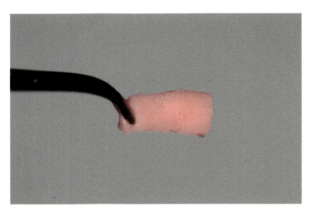
図25 採取した移植片.

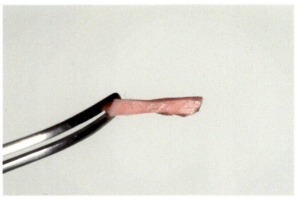
図26 採取した移植片. 厚みも均一にする.

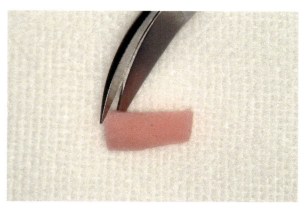

図27 移植片のトリミング．移植床に適合するサイズに調整する．

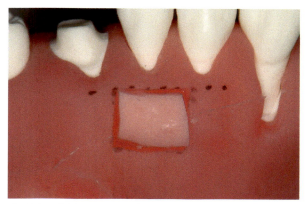

図28 移植片のサイズと適合状態の確認．

check

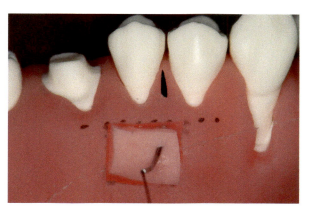

図29 移植片の移植床への固定．

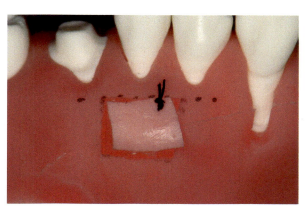

図30 移植片の移植床への固定．単純縫合（近心）．

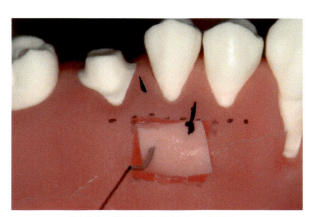

図31 移植片の移植床への固定．

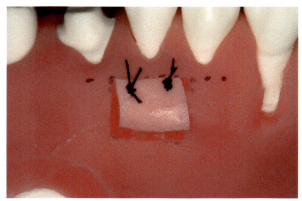

図32 移植片の移植床への固定．単純縫合（遠心）．

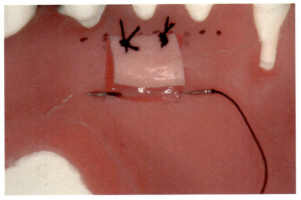

図33 移植片の移植床への固定．縫合（オーバーレイ縫合）．骨膜を捉えるように近心⇒遠心へ運針する．

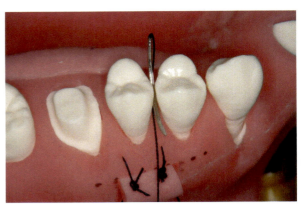

図34 移植片の移植床への固定．縫合（オーバーレイ縫合）．25-24間にスウェッジのほうから針を通過させる．

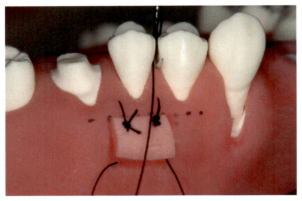

図35 移植片の移植床への固定．縫合（オーバーレイ縫合）．

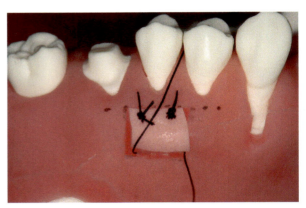

図36 移植片の移植床への固定．縫合（オーバーレイ縫合）．

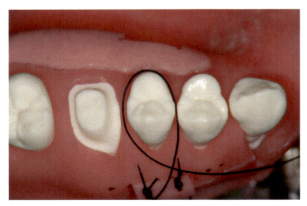

図37 移植片の移植床への固定．縫合（オーバーレイ縫合）．咬合面観．

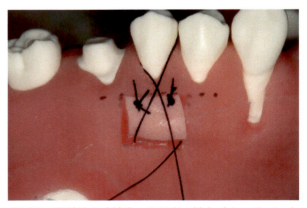

図38 移植片の移植床への固定．縫合（オーバーレイ縫合）．頰側面観．

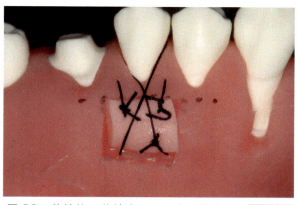

図39 移植片の移植床への固定．縫合（オーバーレイ縫合）．頬側面観．

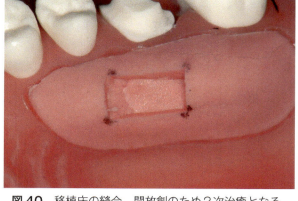

図40 移植床の縫合．開放創のため2次治癒となる．

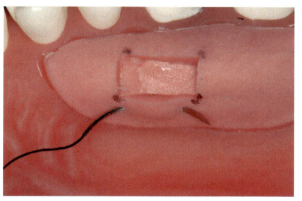

図41 移植床の縫合．近心⇒遠心に水平に針を刺入する．

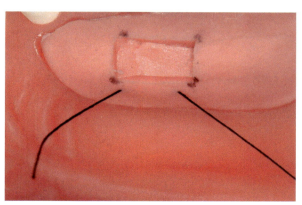

図42 移植床の縫合．

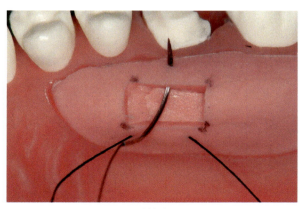

図43 移植床の縫合．

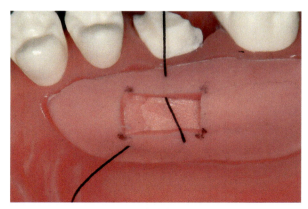

図44 移植床の縫合．

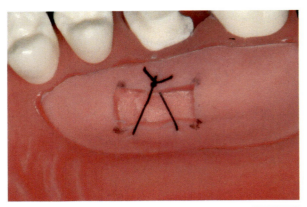

図 45 移植床の縫合.

【術前】

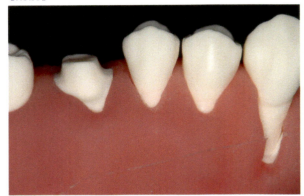

図 46

【術後】

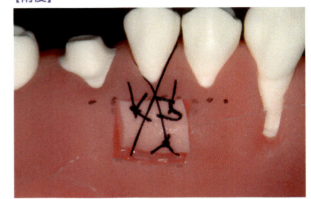

図 47

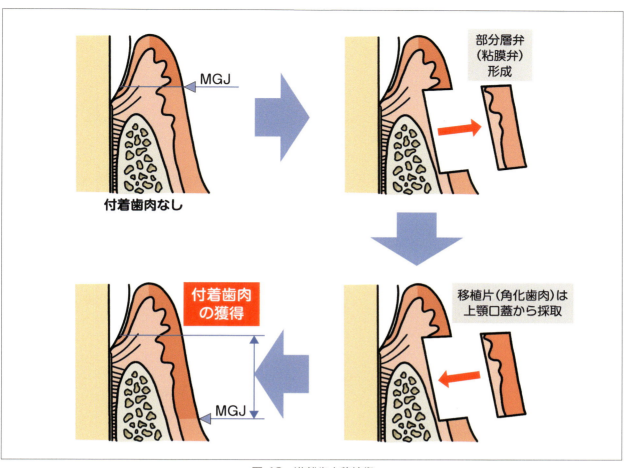

図48 遊離歯肉移植術.

11 歯周形成手術
歯肉結合組織移植術

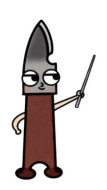

特徴
- 口蓋側歯肉から結合組織を採取し，歯肉退縮部位の根面被覆による**審美性の改善**や**角化歯肉幅の増大**を目的とする方法．
- **遊離軟組織移植術**．
- 手術創が**2カ所**となる．
- 供給側は閉鎖創となる．
- 移植片（結合組織）は2方向から血液供給を受けることができるので，**移植片の生着**や**周囲組織との色調調和**が遊離歯肉移植術に比較して良好である．
- 陥凹している欠損部歯槽堤の幅や高さを改善することができる（**歯槽堤増大術**）．

適応
- 1歯～数歯までの根面被覆
- 付着歯肉（角化歯肉）の増大
- 欠損部歯槽堤の形態不良

準備する器具・器材
① 歯周プローブ
② 替刃メス
③ 替刃メスホルダー
④ ティッシュプライヤー
⑤ 歯肉ハサミ
⑥ 持針器
⑦ 糸切りハサミ
⑧ 縫合糸

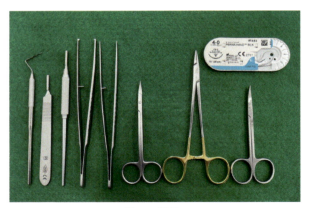

図1　器具．

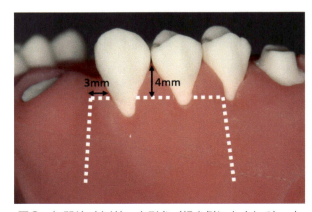

図2　切開線（点線）．台形弁（根尖側に広くなる）．水平切開の位置は歯肉頂から4mmの位置とする．模型では概ねCEJの高さとなる．

【術式：13-14】使用模型：NUSDDP_TT モデル（SIA）

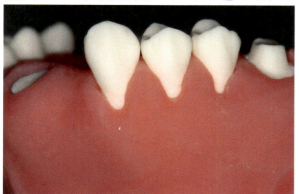

図3　術前.

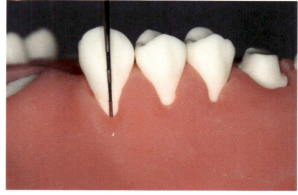

図4　歯肉退縮量の測定（13）．3mm（CP-11 使用）．

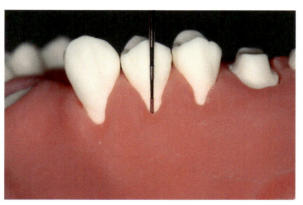

図5　歯肉退縮量の測定（14）．3mm（CP-11 使用）．

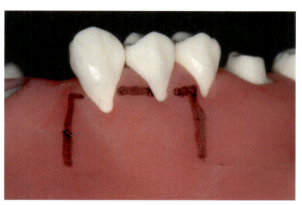

図6　切開線の設定．マジックで印記．

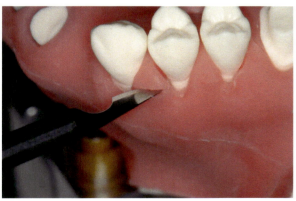

図7　移植床（受容側）の形成．13-14 間水平切開．CEJ ラインで骨面まで到達しない範囲でメスを操作する．

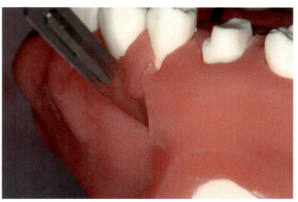

図8　移植床（受容側）の形成．15 近心ラインアングルに向けて根尖側から縦切開を加える．

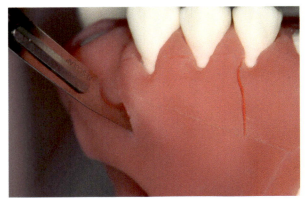
図9 移植床（受容側）の形成．13近心部分に根尖側から縦切開を加える．

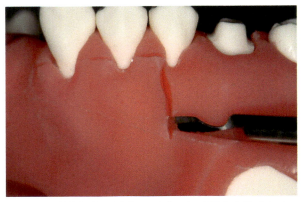
図10 移植床（受容側）の形成．部分層弁を作成する．

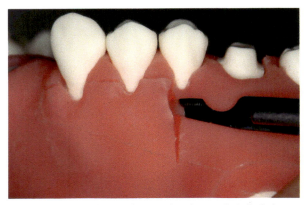
図11 移植床（受容側）の形成．部分層弁を作成する．

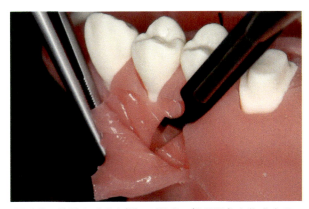
図12 移植床（受容側）の形成．部分層弁を作成する．

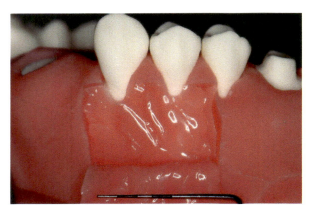
図13 移植床（受容側）の形成完了．

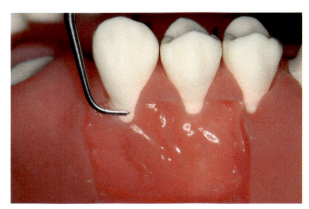
図14 スケーリング・ルートプレーニング．

check

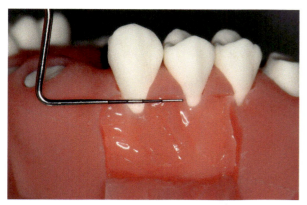
図15 移植床の計測（幅）．約20mm．

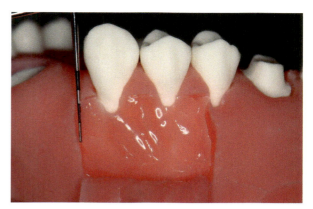
図16 移植床の計測（高さ）．

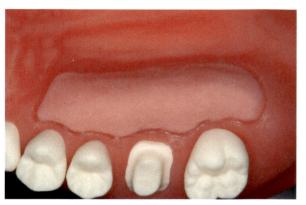
図17 移植床（口蓋側歯肉）．

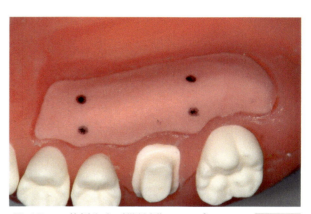
図18 口蓋側歯肉（供給側）へのプロット．

check

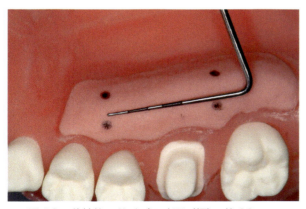
図19 移植片のサイズの確認（幅）．約20mm．

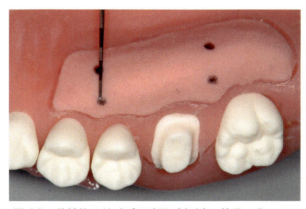
図20 移植片のサイズの確認（高さ）．約5〜6mm．

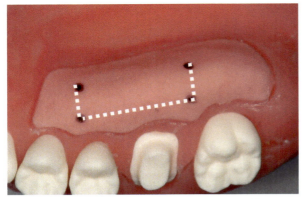

図21 供給側の切開線．切開部位（点線）．

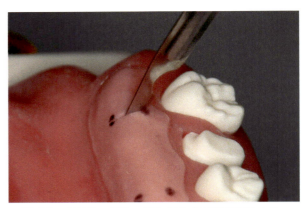

図22 移植片の採取．遠心部から切開を開始する．

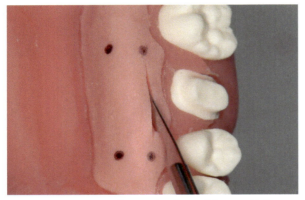

図23 移植片の採取．水平切開（遠心⇒近心）．

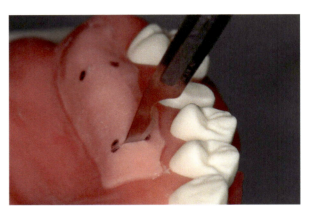

図24 移植片の採取．近心部の切開．

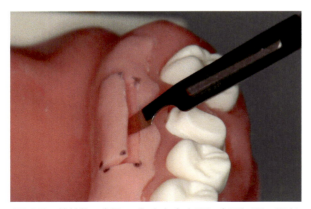

図25 移植片の採取．歯肉上皮直下に水平切開，厚さ1mm程度．

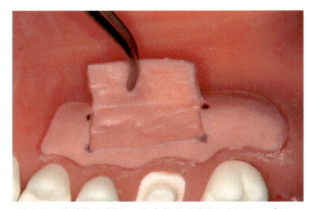

図26 移植片の採取．上皮部分を翻転（トラップドア形成）．

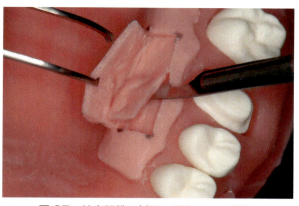

図27 結合組織の採取. 厚さ1mm程度.

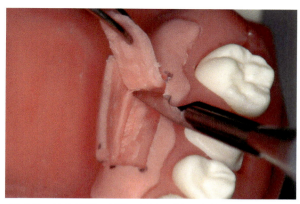

図28 結合組織の採取. 近心⇒遠心方向. 切開部位(メス)を直視できる. ティッシュプライヤーで移植片を把持する.

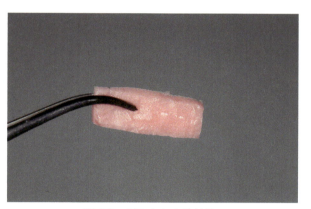

図29 採取された移植片.

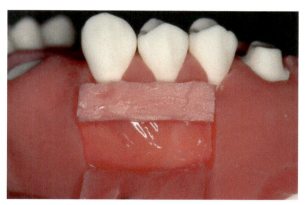

図30 移植片の移植床への適合確認.

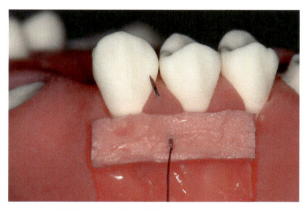

図31 移植片の固定(単純縫合). 吸収性縫合糸の使用.

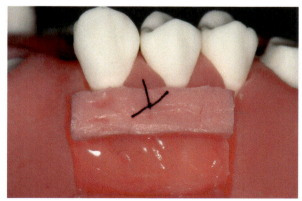

図32 移植片の固定(単純縫合).

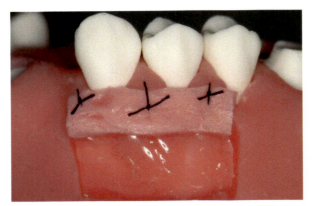

図33 移植片の固定（単純縫合）.

check

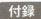付録

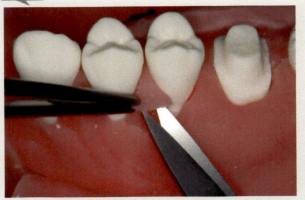

❶ 歯間乳頭部の上皮除去．歯肉弁を歯冠側移動した際に結合組織が接することにより軟組織の生着が良好になる．

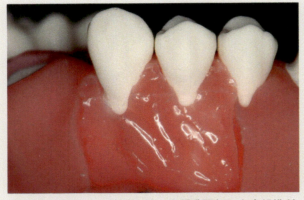

❷ 歯間乳頭部の上皮除去後．歯間乳頭部の上皮組織が除去されている．

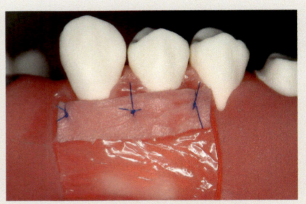

❸ 移植片の固定（単純縫合）．吸収性縫合糸の使用．

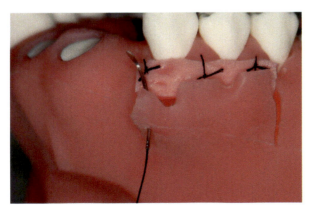

図34 歯肉弁の縫合（懸垂縫合）．歯肉弁を歯冠側に移動し，移植片を覆う．歯肉辺縁から最低3mm離した位置で角化歯肉に針を刺入する．

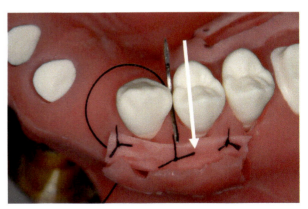

図35 歯肉弁の縫合（懸垂縫合）．13-14間に縫合糸のスウェッジ部から歯間部（口蓋側⇒唇側）を通過させる．

224

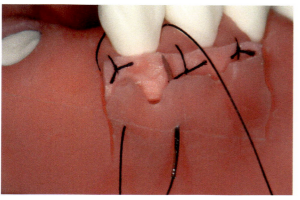

図36 歯肉弁の縫合（懸垂縫合）．13遠心歯肉に唇側から針を刺入する．

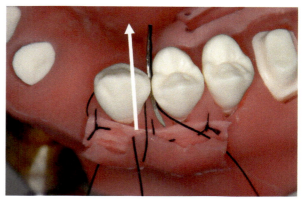

図37 歯肉弁の縫合（懸垂縫合）．13-14間に縫合糸のスウェッジ部から歯間部（唇側⇒口蓋側）を通過させる．

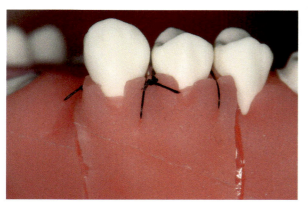

図38 歯肉弁の歯冠側移動．

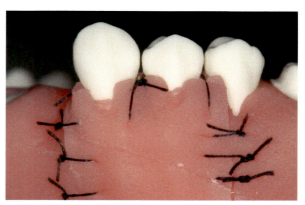

図39 縦切開部の縫合（単純縫合）．

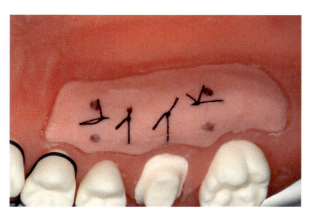

図40 供給側の縫合（単純縫合）．閉鎖創となる．

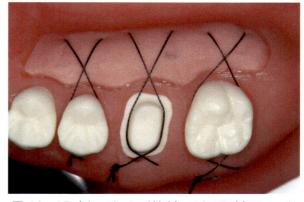

図41 15（オーバーレイ縫合）．16-17（水平マットレス縫合）．

【術前】

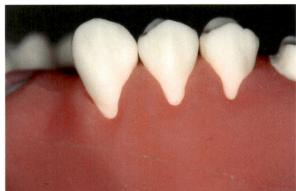

図42

【術後】

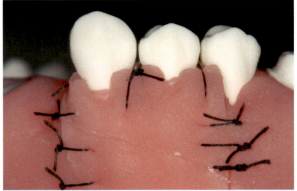

図43

> **プラスα**　【歯槽堤増大術：12相当部】

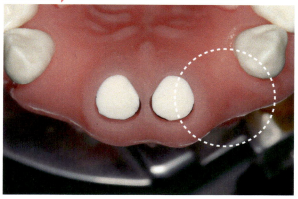

図1　術前. 12相当部唇側に歯肉の陥凹が認められる.

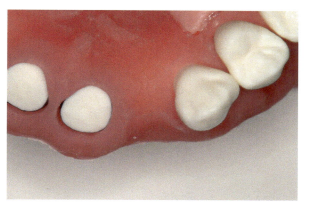

図2　術前. 12.

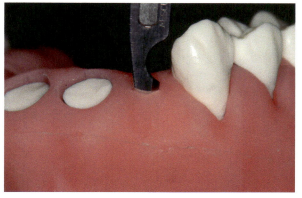

図3　移植床の作成. 歯肉陥凹部内に移植片を挿入できるようにポケットを形成する.

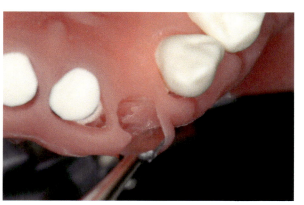

図4　移植床の作成完了. 部分層弁となる.

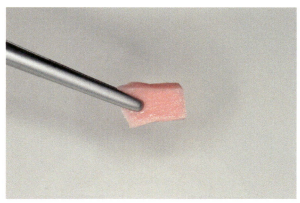

図5　移植片の採取. 口蓋側から適量の結合組織を採取する.

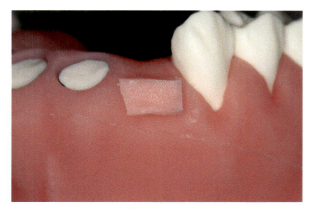

図6　移植片のサイズの確認.

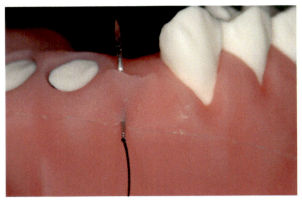

図7　移植片の移植床への挿入．近心側から刺入．

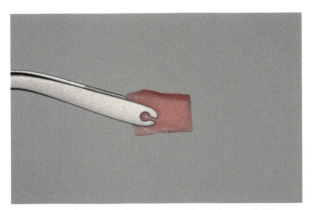

図8　移植片の把持．コーンプライヤーの使用．

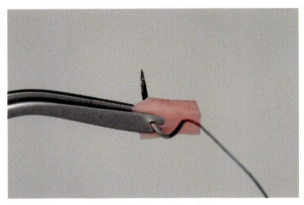

図9　移植片への針の刺入．

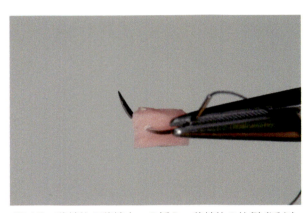

図10　移植片の移植床への挿入．移植片の片側（近心）に針を刺入．

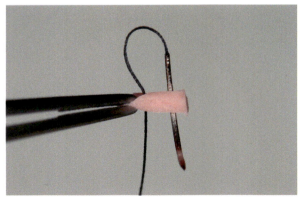

図11　移植片の移植床への挿入．移植片の片側（遠心）に針を刺入．

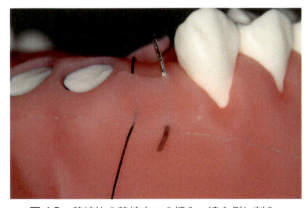

図12　移植片の移植床への挿入．遠心側に刺入．

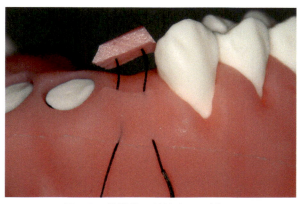
図13 移植片の移植床への挿入.

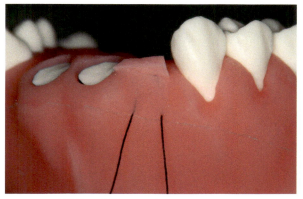
図14 移植片の移植床への挿入．両方の糸を持ち移植片を引き込む．

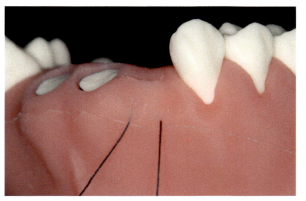
図15 移植片の移植床への挿入．唇側面観．

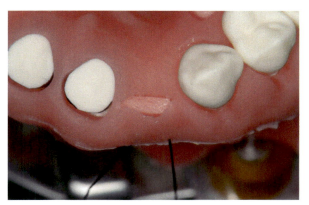
図16 移植片の移植床への挿入．切縁面観．

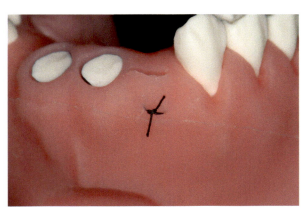
図17 移植片の固定（縫合）．

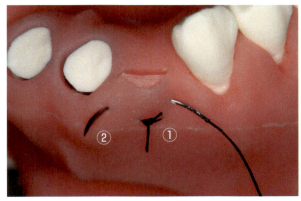
図18 縫合．外側性水平マットレス縫合．

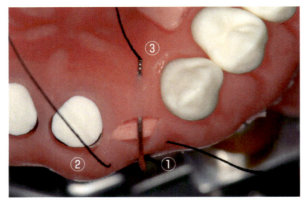

図19 縫合.

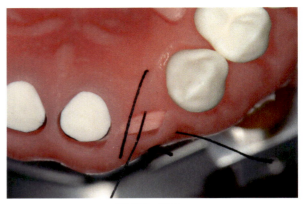

図20 縫合.

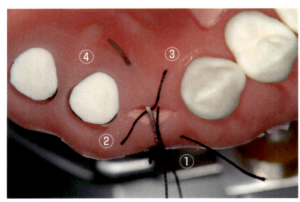

図21 縫合.

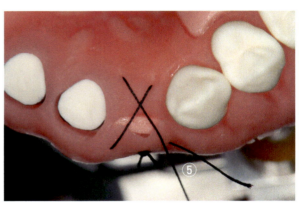

図22 縫合. ⑤の位置で結紮.

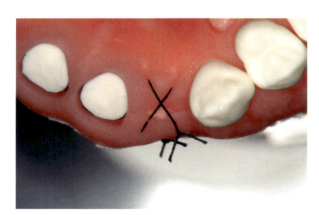

図23 縫合終了. 外側性水平交差マットレス縫合.

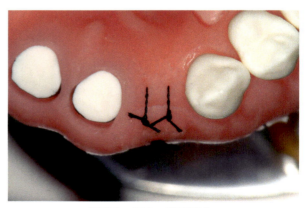

図24 縫合. 単純縫合.

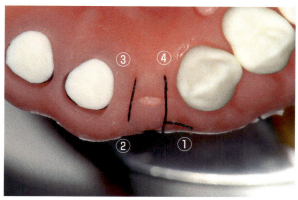

図25 縫合．外側性水平マットレス縫合．

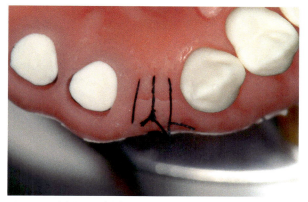

図26 縫合．外側性水平マットレス縫合＋単純縫合．

【術前】

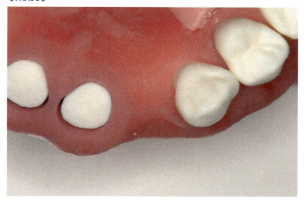

図27

【術後】

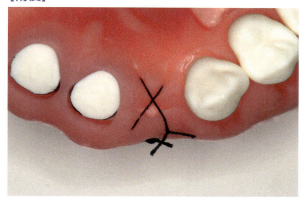

図28 歯肉陥凹部の改善が認められる．

【術前】

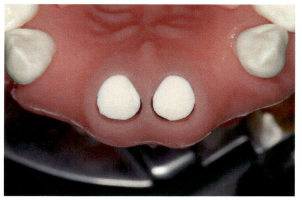

図29

【術後】

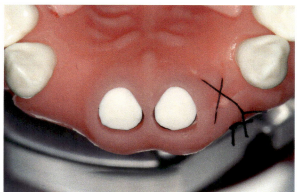

図30

Chapter IV

歯周外科治療

231

12 歯周形成手術
歯肉弁側方移動術

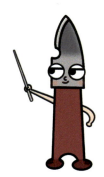

> **特徴**
> - 1～2歯の歯肉退縮に対して，隣接する部位より有茎歯肉弁を移動して根面被覆を行う方法．隣接部に十分な角化歯肉があること，口腔前庭が深いことが必要である．
> - **有茎弁軟組織移動術**
> - 手術創は **1カ所** である．
> - とくに1歯で歯軸方向に長い歯肉退縮に有用である．

> **適応**
> - 1～2歯の歯肉退縮への根面被覆

> **準備する器具・器材**
> ① 歯周プローブ
> ② 替刃メス
> ③ 替刃メスホルダー
> ④ ティッシュプライヤー
> ⑤ 歯肉ハサミ
> ⑥ 持針器
> ⑦ 糸切りハサミ
> ⑧ 縫合糸

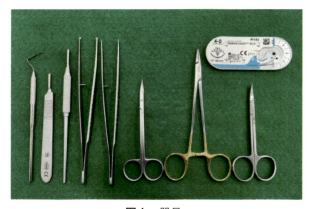

図1　器具．

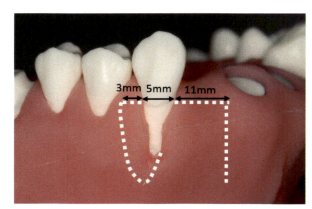

図2　切開線（点線）．

【術式：23】 使用模型：NUSDDP_TT モデル（SIA）

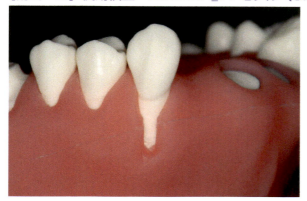

図3　術前．

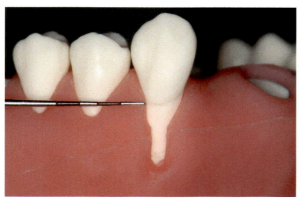

図4　歯肉退縮量の測定．7mm（CP-11 使用）．

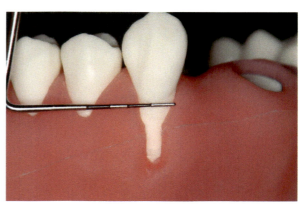

図5　切開線の設定．CEJ から遠心に 3mm．

図6　切開線の設定．歯頸部の近遠心幅径 5mm．

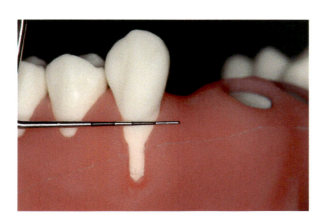

図7　切開線の設定．CEJ から近心に 3mm．

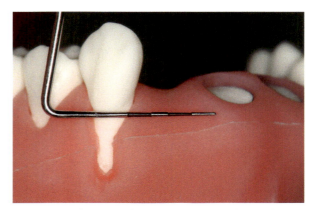

図8　切開線の設定．側方移動するために必要な歯肉の幅 11mm．

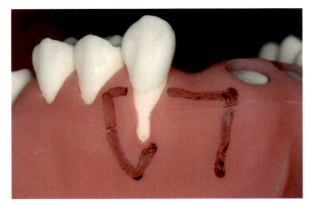

図9 切開線の設定．マジックで印記．

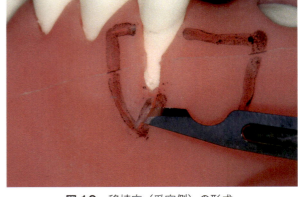

図10 移植床（受容側）の形成．

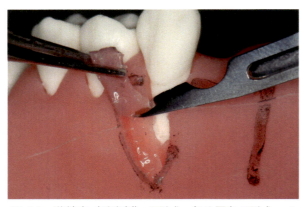

図11 移植床（受容側）の形成．部分層弁の形成．メスは根尖⇒歯冠側方向．

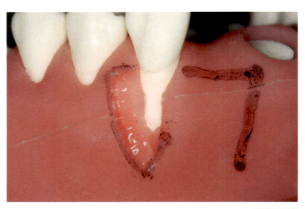

図12 移植床（受容側）の形成．

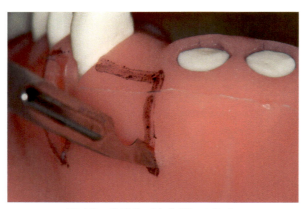

図13 移動弁（有茎弁）の作成．

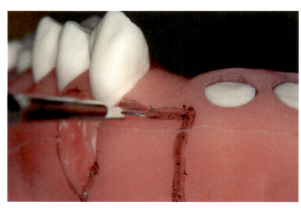

図14 移動弁（有茎弁）の作成．

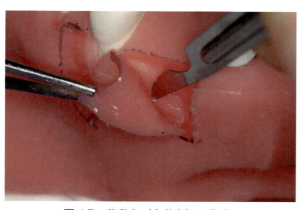
図15 移動弁（有茎弁）の作成.

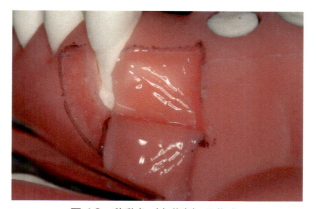
図16 移動弁（有茎弁）の作成.

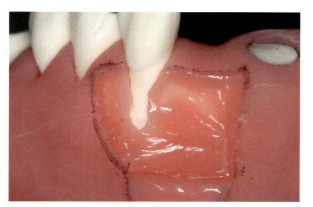
図17 移動弁（有茎弁）の作成．部分層弁の形成．

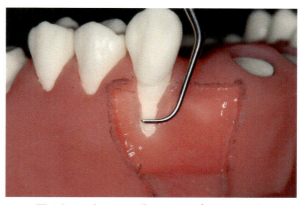
図18 スケーリング・ルートプレーニング．

check

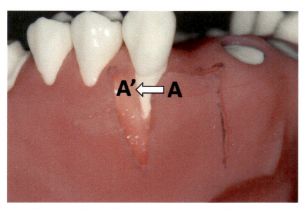
図19 側方移動の確認．A⇒A'へ移動する．

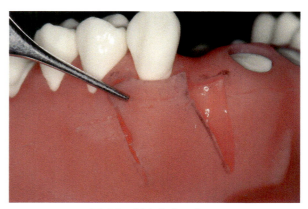
図20 側方移動の確認．

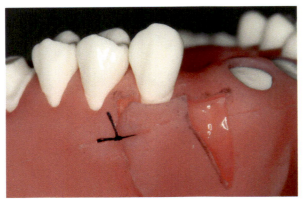
図21 縫合（単純縫合）．縦切開部位の縫合．

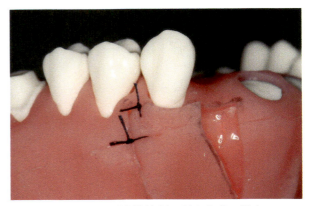
図22 縫合（単純縫合）．遠心部位の縫合．

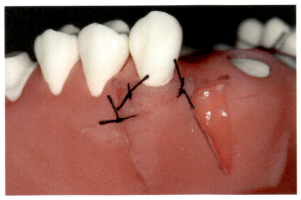
図23 縫合（単純縫合）．近心部位の縫合．

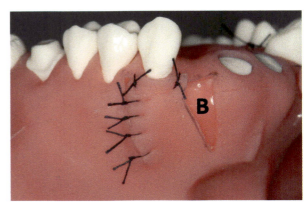
図24 縫合終了時．Bは開放創となり2次創傷治癒となる．

check

【術前】

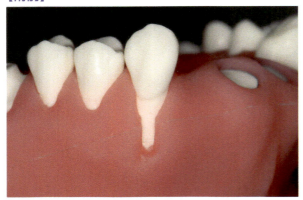
図25

【術後】

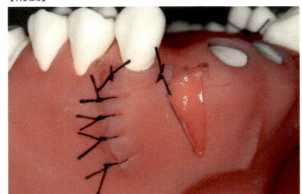
図26

MEMO

13 補綴前処置
歯冠長延長術
クラウンレングスニング
——生物学的幅径（骨縁上組織付着）の回復

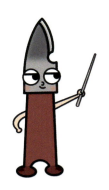

特徴
- 歯肉縁下齲蝕や歯根の水平破折などにより，補綴装置のマージンラインが生物学的幅径の範囲に設定する必要がある場合に応用する外科的術式．
- **生物学的幅径の破壊⇒回復**

- 歯槽骨頂からマージン設定位置までの距離が少なくとも **3 mm 以上必要**となる．
  * 生物学的幅径 2 mm ＋歯肉溝 1 mm （＋フェルール約 1 mm）
- 矯正的挺出，歯槽骨切除術，歯肉弁根尖側移動術を組み合わせて対応する．

適応
- 生物学的幅径の範囲内に齲蝕や破折線が認められる（＝生物学的幅径が破壊されている）場合

  * この状態で修復・補綴治療を行うと，歯肉の炎症や歯槽骨吸収が引き起こされる可能性がある．

準備する器具・器材
① 歯周プローブ
② 替刃メス
③ 替刃メスホルダー
④ オルバンメス
⑤ 骨膜剥離子
⑥ 外科用鋭匙
⑦ グレーシースケーラー
⑧ ラウンドバー
⑨ 持針器
⑩ 縫合糸
⑪ 糸切りハサミ

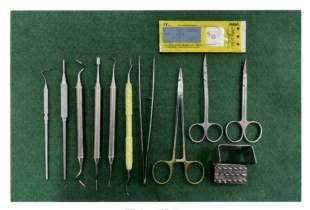

図1　器具．

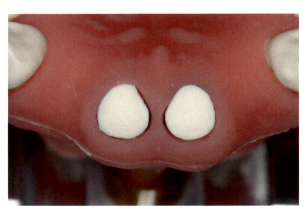

図2　術前（咬合面観）．

【術式：11】 使用模型：NUSDDP_TT モデル（SIA）

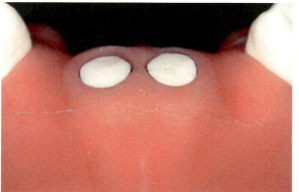

図3　術前（正面観）．

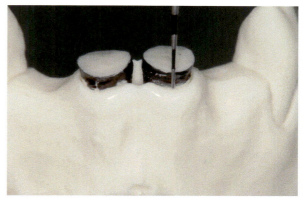

図4　術前．歯肉縁下齲蝕（黒マジック）が存在する．幅は全周約2mm．

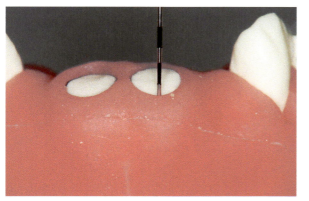

図5　プロービング．

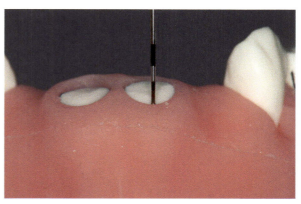

図6　ボーンサウンディング．歯肉辺縁～歯槽骨頂3mm．

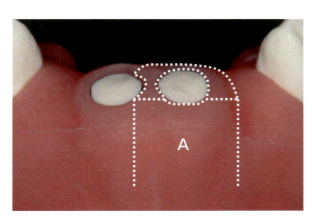

図7　切開線（正面観）．唇側（Aのエリア）は部分層弁形成．

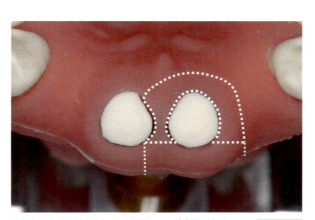

図8　切開線（咬合面観）．口蓋側は歯肉辺縁から約3mmの位置に切開線を設定する．

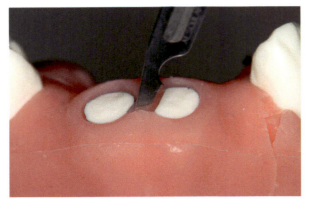

図9 切開(替刃メス #15C).

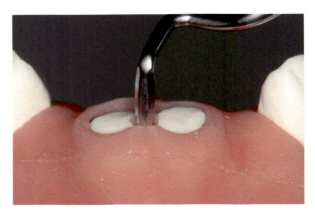

図10 切開(オルバンメス).

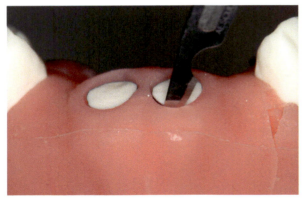

図11 切開(替刃メス #15C).

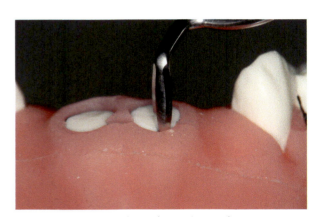

図12 切開(オルバンメス).

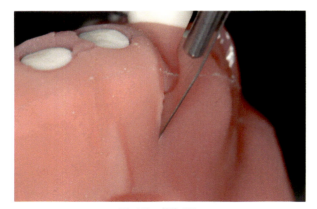

図13 縦切開.

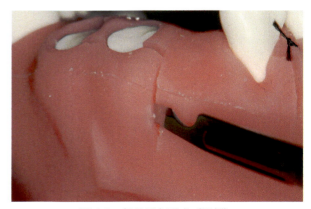

図14 部分層弁形成(唇側).

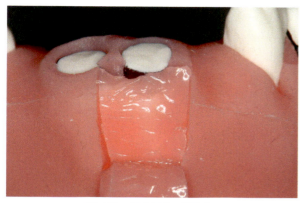
図15 部分層弁（唇側）.

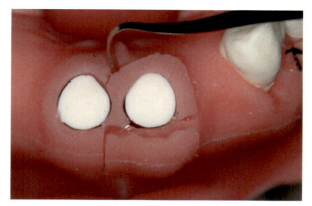
図16 口蓋側歯肉除去.

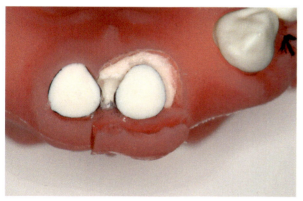
図17 口蓋側歯肉除去後．骨面が露出している.

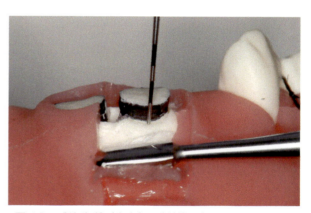
図18 感染歯質（歯肉縁下齲蝕）．幅は全周約2mm.

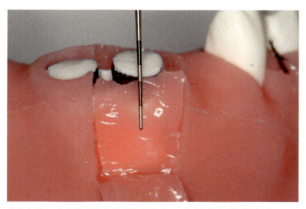
図19 水平切開の位置の決定．歯槽骨切除量を3mmとする.

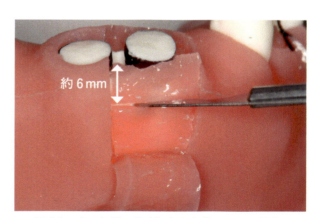
図20 水平切開．歯肉辺縁から約6mmの位置.

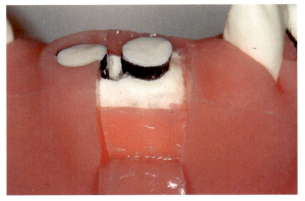

図21 唇側骨面露出. 11-21間にクレーター状骨欠損.

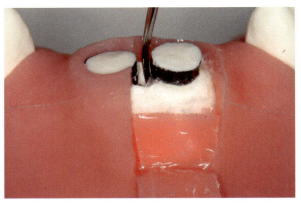

図22 炎症性肉芽（不良肉芽）除去. 外科用鋭匙を使用.

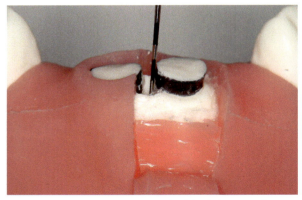

図23 クレーター状骨欠損（唇側面観）. 深さ約2〜3mm.

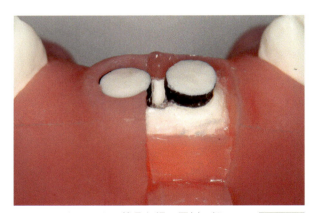

図24 クレーター状骨欠損. 唇側面観.

check

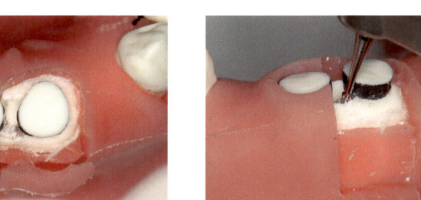

図25 クレーター状骨欠損. 咬合面観.

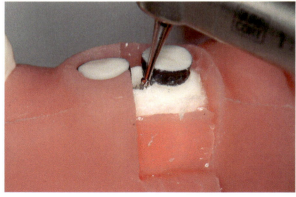

図26 骨切除. ラウンドバーなどで機械的に削合.

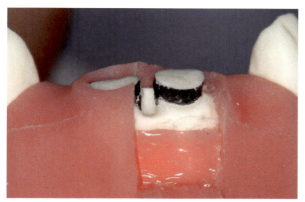
図27　骨切除後（唇側）.

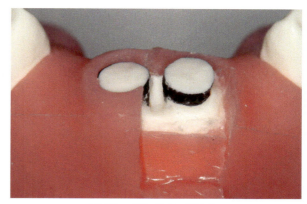
図28　骨切除後（唇側）.

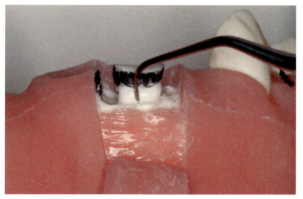
図29　骨切除．歯根面に近接する部位は根面を損傷しないようにスケーラーなどの手用器具で行う．

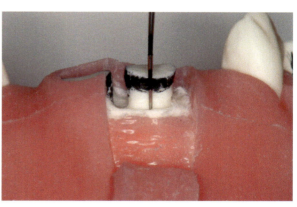
図30　骨切除後（唇側3mm）．骨切除により固有歯槽骨が除去され歯根面が露出する．また，臨床的歯冠歯根比も変化する．

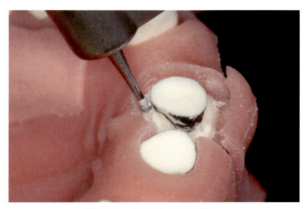
図31　骨切除（口蓋側）.

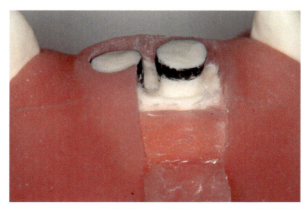
図32　骨切除後.

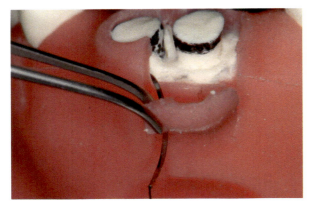

図33 縫合(骨膜縫合).

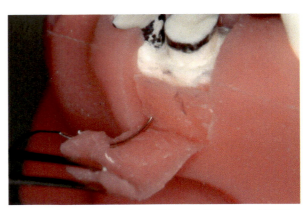

図34 縫合(骨膜縫合).針先で骨膜を拾う(骨面に沿わせて運針する).

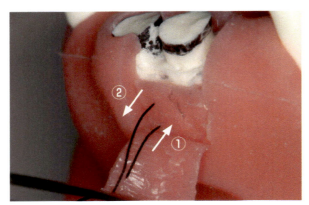

図35 縫合(骨膜縫合).

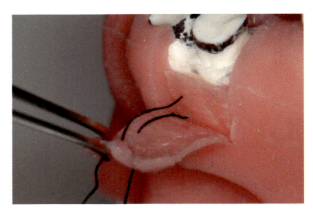

図36 縫合(骨膜縫合).

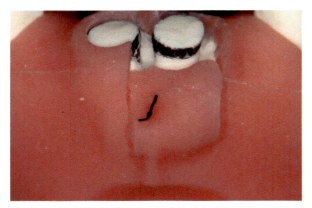

図37 縫合(骨膜縫合).歯肉弁を骨頂に位置付ける.歯肉弁を根尖側方向に移動する.

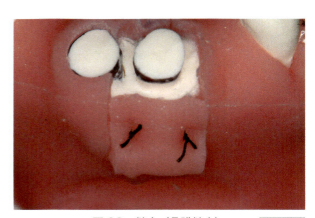

図38 縫合(骨膜縫合).

check

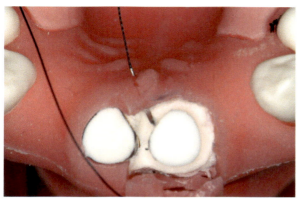

図39 縫合（骨膜縫合＋縦マットレス縫合）．図36の手順後に口蓋側の歯肉弁に針を刺入する．

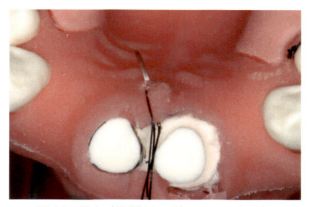

図40 縫合（骨膜縫合＋縦マットレス縫合）．

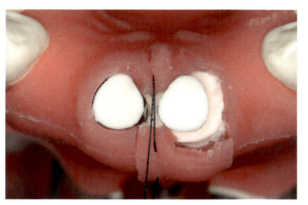

図41 縫合（骨膜＋縦マットレス縫合）．

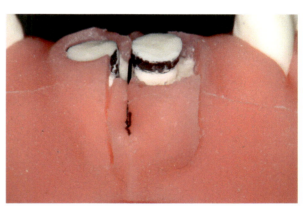

図42 縫合（骨膜＋縦マットレス縫合）．歯肉弁を骨頂に位置付ける．歯肉弁を根尖側方向に移動する．

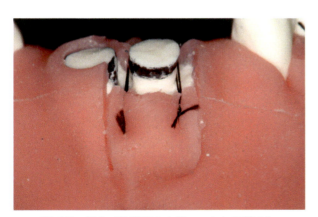

図43 縫合（骨膜縫合＋縦マットレス縫合）．

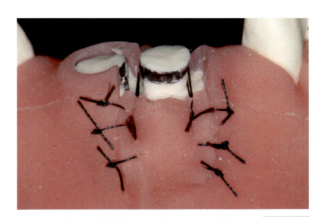

図44 縫合（骨膜縫合＋縦マットレス縫合）．縦切開部は単純縫合．

【術前】 【術後】

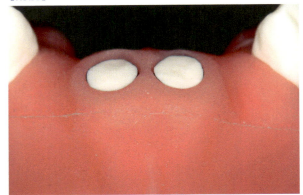
図45

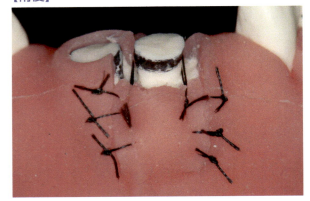
図46

補綴前処置：歯冠長延長術・矯正的挺出

歯肉縁下に齲蝕や破折があり，生物学的幅径が破壊されている場合にその回復を目的として行う術式．

①歯冠長延長術（クラウンレングスニング）

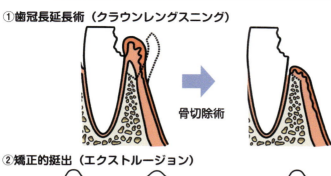

骨切除術

②矯正的挺出（エクストルージョン）

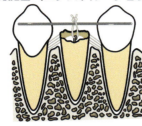

矯正的挺出 ＋ 骨切除
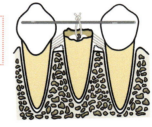

補綴前処置：歯冠長延長術

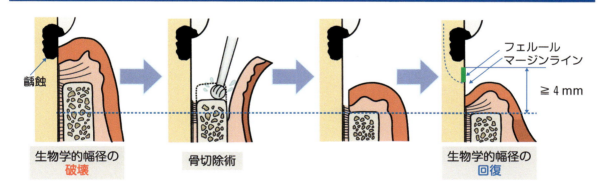

齲蝕　生物学的幅径の破壊　骨切除術　生物学的幅径の回復　フェルールマージンライン　≧4mm

切除療法：歯肉弁根尖側移動術

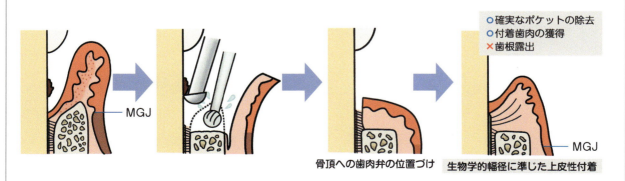

○確実なポケットの除去
○付着歯肉の獲得
×歯根露出

MGJ　骨頂への歯肉弁の位置づけ　生物学的幅径に準じた上皮性付着　MGJ

図47

14 <参考> 豚顎実習
—— ウィドマン改良フラップ手術，エナメルマトリックスタンパク質を応用した手術法，FGF-2製剤を応用した手術法，歯周組織再生誘導（GTR）法，歯肉弁根尖側移動術

I　歯周組織再生療法，組織付着療法
1．垂直性骨欠損への処置①

- M2（R）：エナメルマトリックスタンパク質の応用
- M1～P3（R）：Widman改良フラップ手術

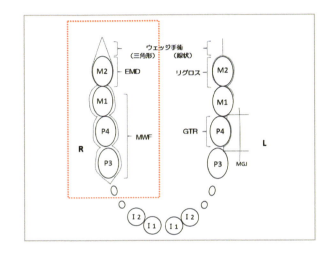

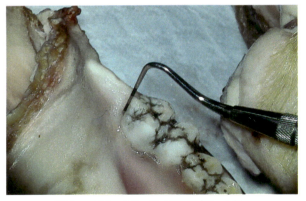

図1　プロービング（歯周プローブ）．

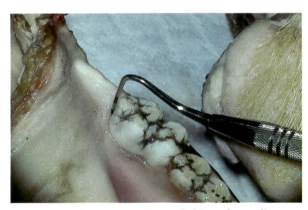

図2　ボーンサウンディング（歯周プローブ）．

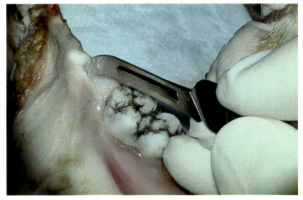

図3　1次切開（#12替刃メス）．M2遠心：ディスタルウェッジフラップ手術．

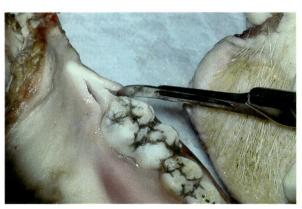

図4　1次切開（#12替刃メス）．M2遠心部に三角形の切開線．メスの向きは「ハ」の字．

248

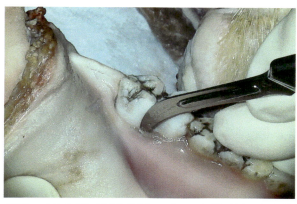

図5　1次切開（#12替刃メス）．M2頬舌側：歯肉溝内切開．

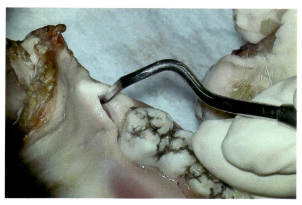

図6　1次切開（オルバンメス）．

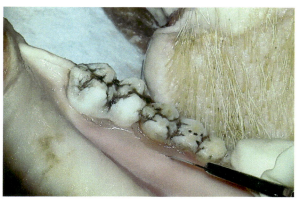

図7　1次切開（#12替刃メス）．M1〜P3頬舌側：MWF（骨頂への内斜切開）．歯肉辺縁から1〜2mmの位置．

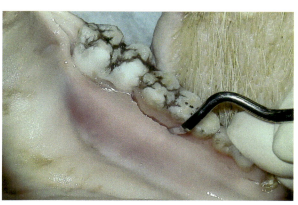

図8　1次切開（オルバンメス）．

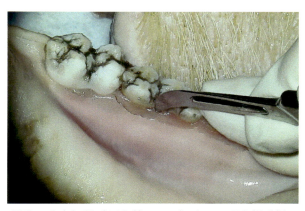

図9　2次切開（#12替刃メス）．M1〜P3頬舌側：歯肉溝内切開．

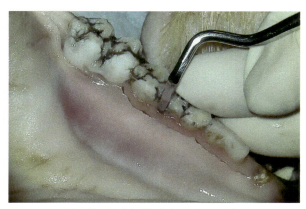

図10　2次切開（オルバンメス）．

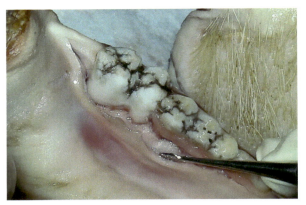

図 11　歯肉弁剥離．骨膜剥離子の使用．剥離操作は，歯間部から行う．MGJ 付近までの全層弁剥離．

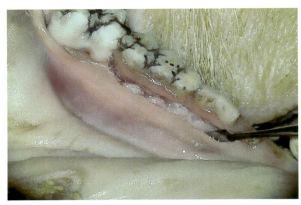

図 12　歯肉弁剥離．M1 〜 P3 では，歯肉剥離後に歯の周囲に付着している炎症性歯肉を除去する．

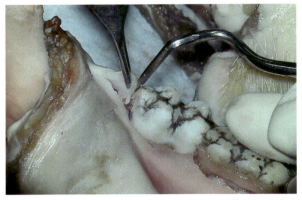

図 13　歯肉除去（M2 遠心部）．歯肉を一塊として除去．ティッシュプライヤーにて把持．

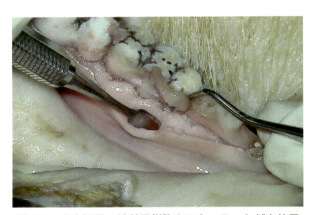

図 14　3 次切開．外科用鋭匙やスケーラーなどを使用する．

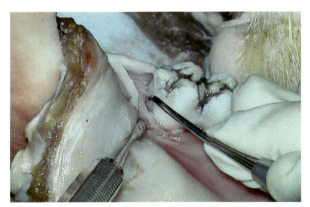

図 15　炎症性肉芽の除去（M2 遠心部）．外科用鋭匙（キュレットタイプ）の使用．

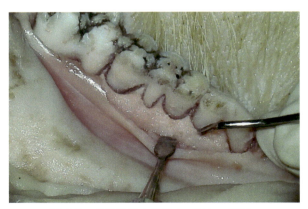

図 16　炎症性歯肉の除去（M1 〜 P3）．

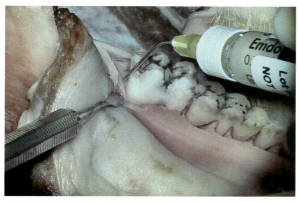
図17 EMD塗布（M2遠心）．塗布前に根面処理が必要．

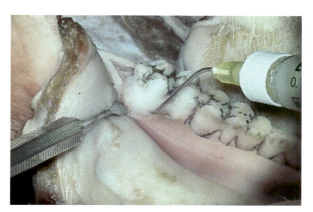
図18 EMD塗布（M2遠心）．

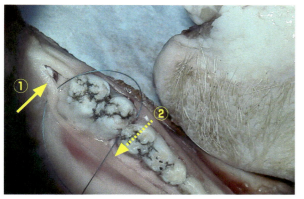
図19 縫合（M2遠心）．係留（アンカー）縫合．①頬側歯肉弁に刺入，②M2とM1間に針を後端から通す．

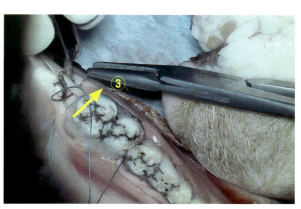
図20 縫合（M2遠心）．③舌側歯肉弁に内側から刺入．

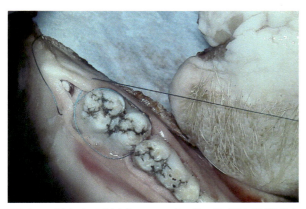
図21 縫合（M2遠心）．テフデッサーⅡ（WASHIESU MEDICAL）．PTFEコーティングポリエステル合成非吸収性縫合糸．

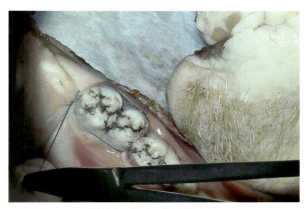
図22 縫合（M2遠心）．

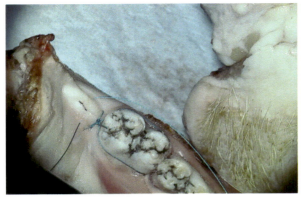

図 23 単純縫合（M2 遠心）.

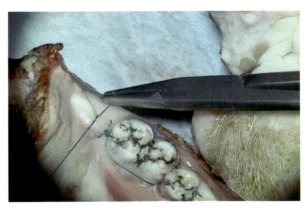

図 24 単純縫合（M2 遠心）.

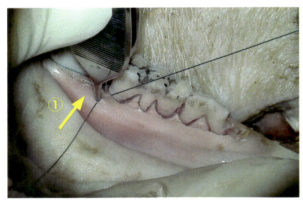

図 25 単純縫合（M2-M1 間）．①頰側歯肉弁に外側から刺入．

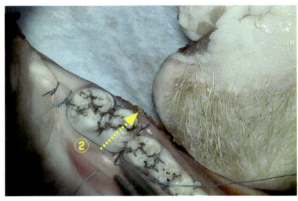

図 26 単純縫合（M2-M1 間）．② M2 と M1 間に針を後端から頰側→舌側に通す．

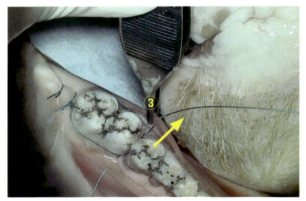

図 27 単純縫合（M2-M1 間）．③舌側歯肉弁に内側から刺入．

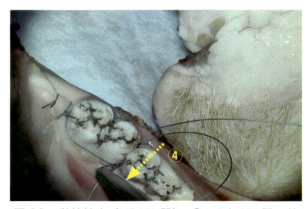

図 28 単純縫合（M2-M1 間）．④ M2 と M1 間に針を後端から舌側→頰側に通す．

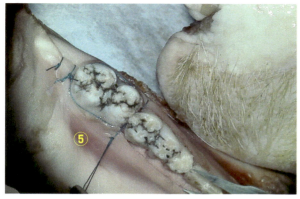

図29 単純縫合（M2-M1 間）．⑤結紮．

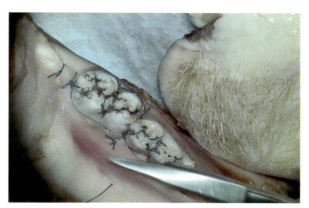

図30 縫合完了．

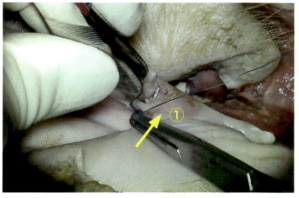

図31 懸垂縫合（P4）．①近心頰側歯肉弁に外側から刺入．

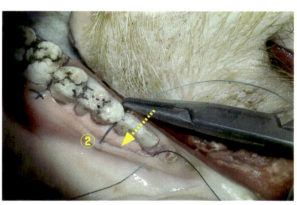

図32 懸垂縫合（P4）．②M1とP4間に針を後端から舌側→頰側に通す．

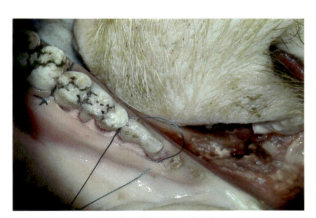

図33 懸垂縫合（P4）．

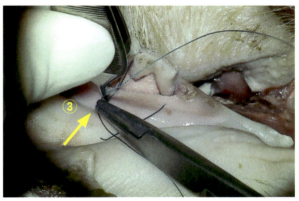

図34 懸垂縫合（P4）．③近心頰側歯肉弁に外側から刺入．

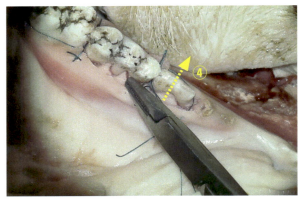

図35 懸垂縫合（P4）．④M1とP4間に針を後端から頰側→舌側に通す．

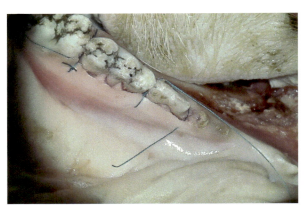

図36 懸垂縫合（P4）．

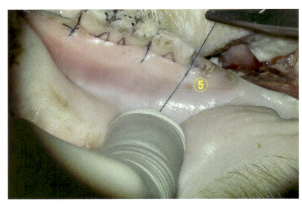

図37 懸垂縫合（P4）．⑤近心頰側で結紮．

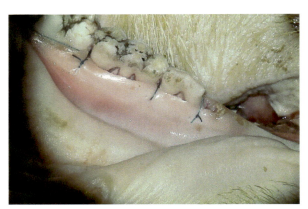

図38 懸垂縫合（P4）．

2. 垂直性骨欠損への処置②

- M2(L)：塩基性線維芽細胞増殖因子（FGF-2）製剤の応用

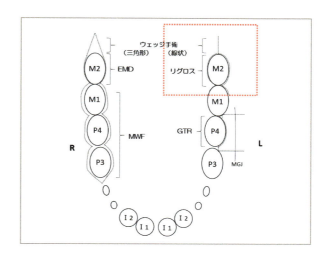

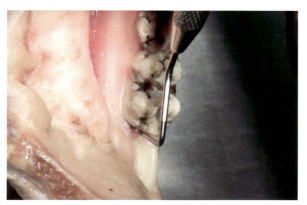

図1　プロービング（歯周プローブ）．

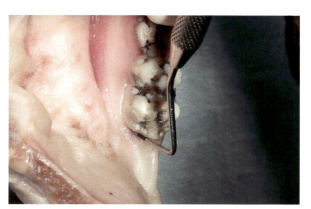

図2　ボーンサウンディング（歯周プローブ）．

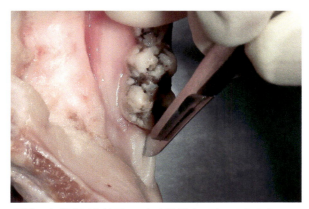

図3　切開（#12替刃メス）．M2遠心：ディスタルウェッジフラップ手術．直線状の切開．

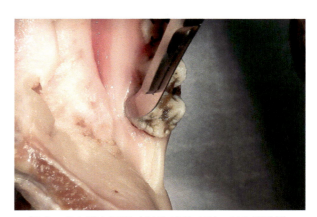

図4　歯肉溝内切開（#12替刃メス）．M2頰舌側．

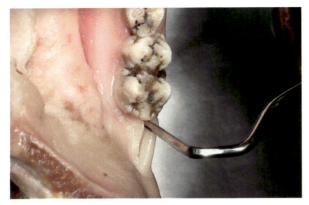

図5　オルバンメスによる切開.

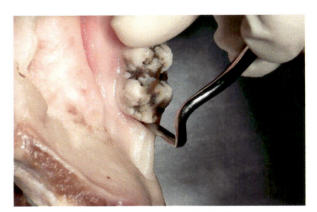

図6　オルバンメスによる切開.

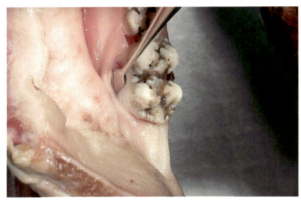

図7　歯肉弁剥離. 骨膜剥離子の使用. 剥離操作は, 歯間部から行う. MGJ付近までの全層弁剥離.

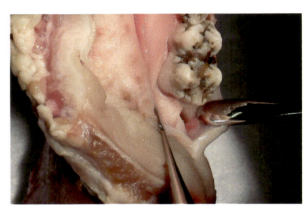

図8　歯肉弁剥離. M2遠心部歯肉剥離・翻転.

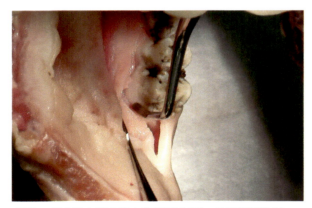

図9　炎症性肉芽の除去（M2遠心部）. 外科用鋭匙（キュレットタイプ）の使用.

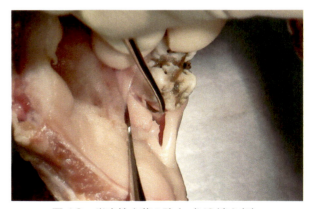

図10　炎症性肉芽の除去（M2遠心部）.

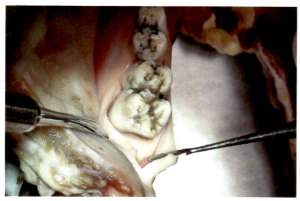

図11　骨欠損形態の確認（M2遠心）．咬合面観．

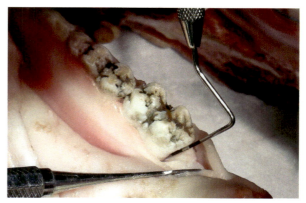

図12　骨欠損形態の確認（M2遠心）．頰側面観．

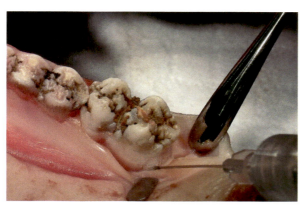

図13　リグロスの塗布．

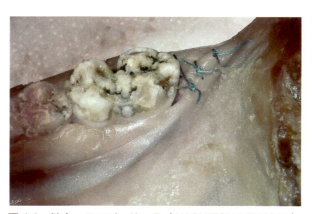

図14　縫合．テフデッサーⅡ（WASHIESU MEDICAL）．PTFEコーティングポリエステル合成非吸収性縫合糸．

3. 根分岐部病変への処置

- P4（L）：歯周組織再生誘導（GTR）法

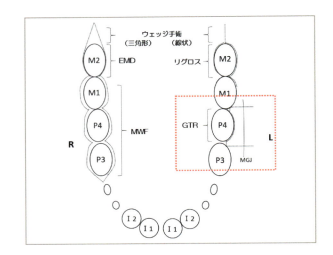

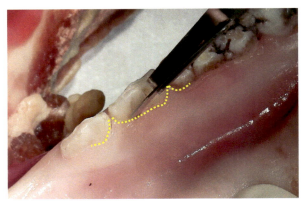

図1 歯肉溝内切開（#12替刃メス）．P3遠心隅角〜M1近心隅角．

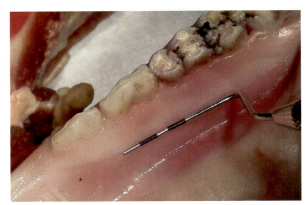

図2 MGJの位置確認．

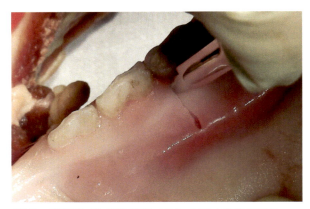

図3 縦切開（#15C替刃メス）．MGJを越えて5mmほど根尖側から歯冠側方向にM1近心隅角へ．

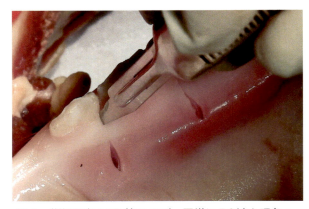

図4 縦切開（#15C替刃メス）．同様にP3遠心隅角へ．

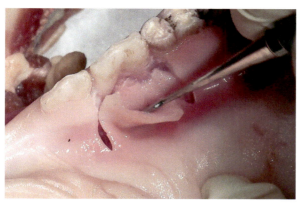
図5 歯肉全層弁剥離．骨膜剥離子の使用．

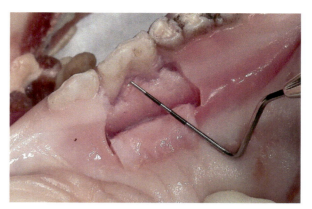
図6 根分岐部の位置確認．

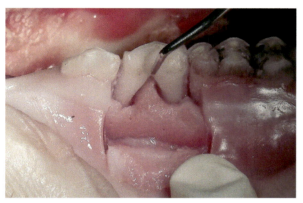
図7 根分岐部の炎症性肉芽の除去．外科用鋭匙（キュレットタイプ）の使用．

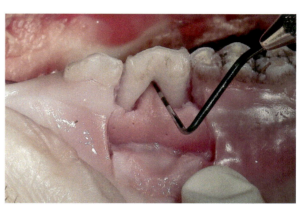
図8 根分岐部のデブライドメント終了時．

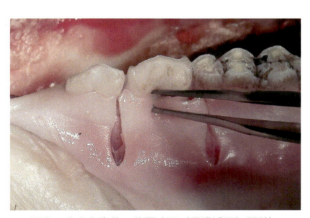
図9 歯肉弁復位の位置確認（骨膜減張切開前）．

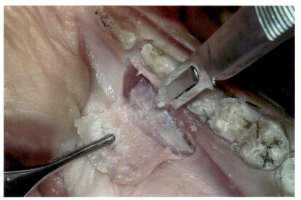
図10 骨膜減張切開（水平切開）．

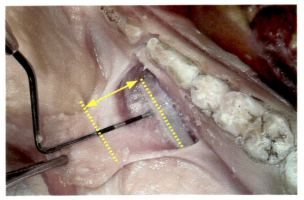
図 11 歯肉弁の伸展の確認（約 10mm）.

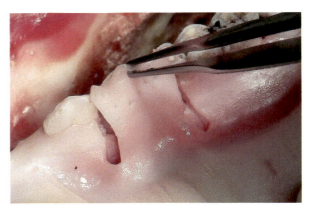
図 12 歯肉弁復位の位置確認（骨膜減張切開後）.

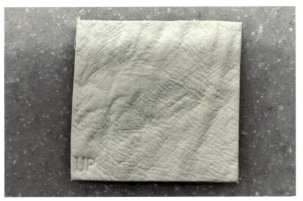
図 13 GTR 膜（Bio-Gide®：Geistlich）.「UP」の印記がオモテ面.

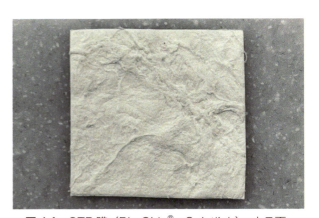
図 14 GTR 膜（Bio-Gide®：Geistlich）. ウラ面.

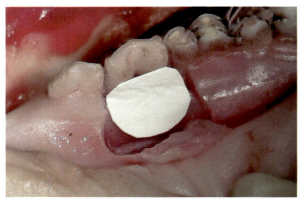
図 15 GTR 膜のトリミングと試適. ＊骨欠損部を少なくとも 3mm 被覆する. ＊膜の辺縁の角は丸い形態とする.

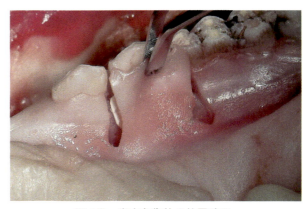
図 16 歯肉弁復位の位置確認.

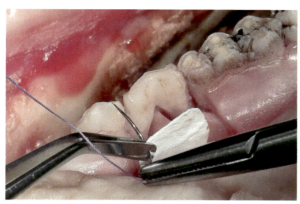

図17 GTR膜の縫合. Bio-Gide® は湿潤すると柔軟になり歯面への適合が向上するため，固定のための縫合を行わない場合がある．適合が困難な場合は懸垂縫合でGTR膜を患歯に固定する．

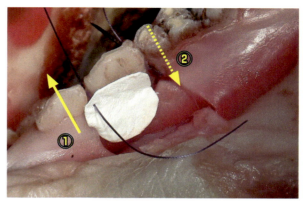

図18 GTR膜の縫合. GTR膜をコーンプライヤーで把持し，膜辺縁から約2mm離した位置に刺入する．

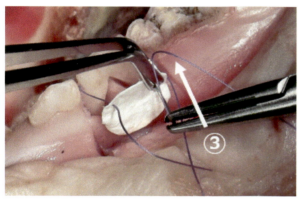

図19 GTR膜の縫合．ブイゾーブ（WASHIESU MEDICAL）．ポリグリコール酸合成吸収性縫合糸．

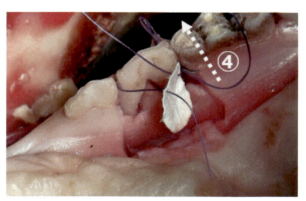

図20 GTR膜の縫合．

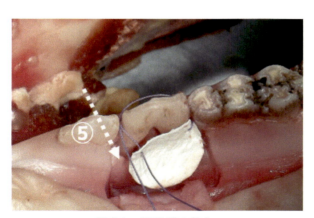

図21 GTR膜の縫合．

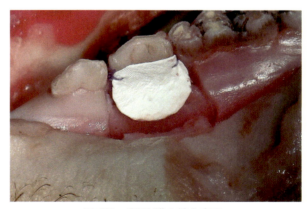

図22 GTR膜の縫合完了．

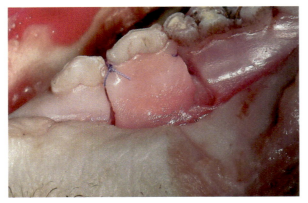

図23 歯肉弁の復位①（懸垂縫合）.

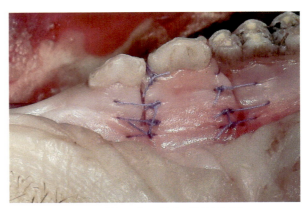

図24 縦切開部の縫合（単純縫合）.

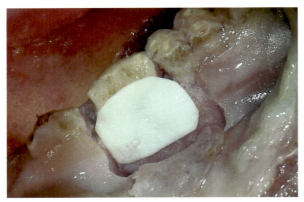

図25 歯肉弁の復位②（垂直マットレス縫合の変法＋単純縫合）.

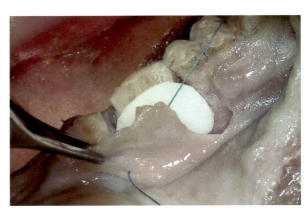

図26 歯肉弁の復位②．テフデッサーⅡ（WASHIESU MEDICAL）．PTFEコーティングポリエステル合成非吸収性縫合糸.

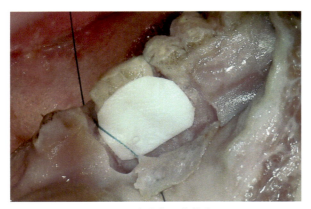

図27 歯肉弁の復位②.

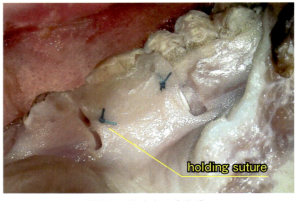

図28 歯肉弁の復位②.

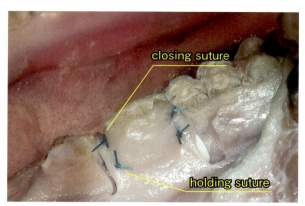

図29 歯肉弁の復位②.

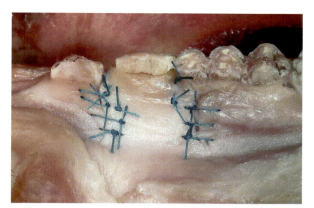

図30 歯肉弁の復位②.

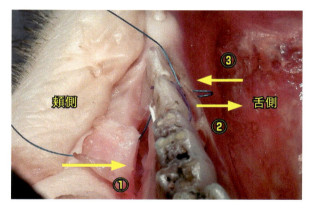

図31 垂直マットレス縫合（矢状面）.

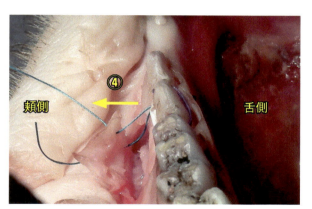

図32 垂直マットレス縫合（矢状面）.

II 切除療法

- M1〜P3（R）：歯肉弁根尖側移動術

特徴

▶ **歯周ポケットの除去**と**付着歯肉の増加**を可能とする術式.
▶ 歯肉弁を根尖側に移動するため**歯根露出**が不可避である.
▶ 骨切除を行う場合は，臨床的歯冠歯根比を考慮する必要がある.
▶ **口腔前庭を拡張**する.
▶ 補綴的・審美的要求への対応.

適応

▶ 水平性骨欠損，浅い垂直性骨欠損
▶ 骨縁上・骨縁下ポケット
▶ 付着歯肉幅が不十分

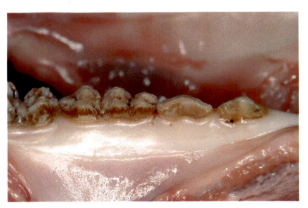

図1 術前.

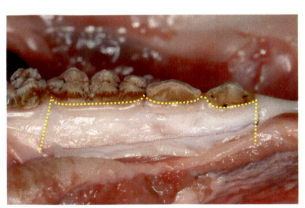

図2 部分層弁（粘膜弁）の形成．切開線（点線）.

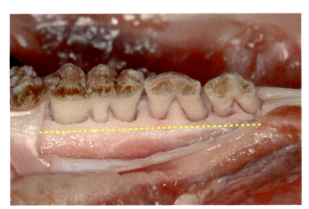

図3 骨切除部位の明示．骨頂から3mmに水平切開（点線）を加えて骨面を露出する．

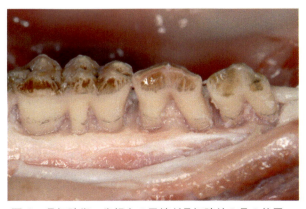

図4 骨切除術．歯根上の黒線が骨切除前の骨の位置．

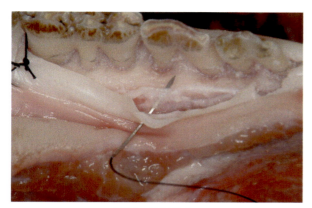

図5 骨膜縫合.

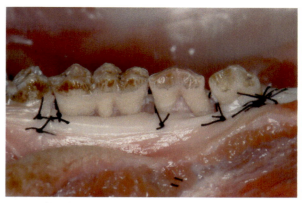

図6 縫合終了時. 縦切開部は単純縫合. 歯肉辺縁は骨頂に位置付ける.

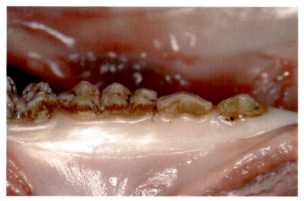

図7 術前.

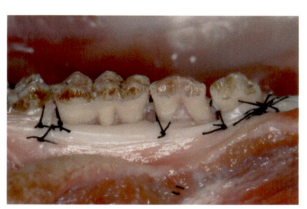

図8 術後. 術前に比較し歯根露出が認められる.

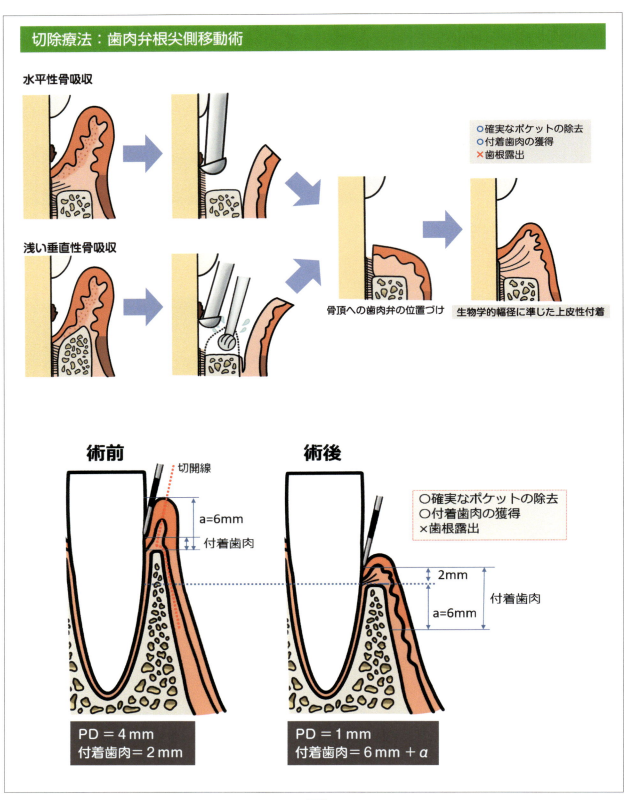

図9

Chapter

V

歯周病の分類・診断

歯周病の分類

表1 日本歯周病学会による歯周病分類システム（2006）

病態による分類	病原因子（リスクファクター）による分類	備考
Ⅰ. 歯肉病変　Gingival lesions † 　1. プラーク性歯肉炎 ‥‥‥‥‥‥ 　　Plaque-induced gingivitis ‡	1）プラーク単独性歯肉炎 　Gingivitis induced by dental plaque only ‡ 2）全身因子関連歯肉炎 　Gingivitis modified by systemic conditions ‡ 3）栄養障害関連歯肉炎 　Gingivitis modified by malnutrition ‡	表2
2. 非プラーク性歯肉病変 ‥‥‥‥ 　　Non plaque-induced gingival lesions	1）プラーク細菌以外の感染による歯肉病変 　Gingival lesions induced by other infections 2）粘膜皮膚病変 　Mucocutaneous disorders ‡ 3）アレルギー性歯肉病変 　Allergic reactions ‡ 4）外傷性歯肉病変 　Traumatic lesions of gingiva ‡	表3
3. 歯肉増殖 ‥‥‥‥‥‥‥‥‥‥ 　　Gingival overgrowth	1）薬物性歯肉増殖症 　Drug-induced gingival overgrowth 2）遺伝性歯肉線維腫症 　Hereditary gingival fibromatosis	
Ⅱ. 歯周炎　Periodontitis † 　1. 慢性歯周炎 　　Chronic periodontitis ‡ 　2. 侵襲性歯周炎 　　Aggressive periodontitis ‡	1）全身疾患関連歯周炎 　Periodontitis associated with systemic diseases 2）喫煙関連歯周炎 　Periodontitis associated with smoking 3）その他のリスクファクターが関連する歯周炎 　Periodontitis associated with other risk factors	表4
3. 遺伝疾患に伴う歯周炎 　　Periodontitis associated with genetic disorders ‡		表5
Ⅲ. 壊死性歯周疾患　Necrotizing periodontal diseases †, ‡ 　1. 壊死性潰瘍性歯肉炎 　　Necrotizing ulcerative gingivitis ‡ 　2. 壊死性潰瘍性歯周炎 　　Necrotizing ulcerative periodontitis ‡		
Ⅳ. 歯周組織の膿瘍　Abscesses of periodontium ‡ 　1. 歯肉膿瘍 　　Gingival abscess ‡ 　2. 歯周膿瘍 　　Periodontal abscess ‡		
Ⅴ. 歯周 - 歯内病変　Combined periodontic-endodontic lesions ‡		
Ⅵ. 歯肉退縮　Gingival recession		
Ⅶ. 咬合性外傷　Occlusal trauma ‡ 　1. 一次性咬合性外傷 　　Primary occlusal trauma ‡ 　2. 二次性咬合性外傷 　　Secondary occlusal trauma ‡		

† 限局型（localized）と広汎型（generalized）に分けられる.
‡ 米国歯周病学会の分類と同一の疾患名を示す. これ以外については日本歯周病学会で定義したものである.

日本歯周病学会編『歯周治療のガイドライン2022』より引用・改変

表2　プラーク性歯肉炎の分類

1）プラーク単独性歯肉炎	Gingivitis induced by plaque only
2）全身因子関連歯肉炎	Gingivitis modified by systemic conditions
①思春期関連歯肉炎	Puberty-associated gingivitis
②月経周期関連歯肉炎	Menstrual cycle-associated gingivitis
③妊娠関連歯肉炎	Pregnancy-associated gingivitis
④糖尿病関連歯肉炎	Diabetes-associated gingivitis
⑤白血病関連歯肉炎	Leukemia-associated gingivitis
⑥その他の全身状態が関連する歯肉炎	Other
3）栄養障害関連歯肉炎	Gingivitis modified by malnutrition
①アスコルビン酸欠乏性歯肉炎	Ascorbic acid-deficiency gingivitis
②その他の栄養不良が関連する歯肉炎	Other

表3　非プラーク性歯肉病変の分類

1）プラーク細菌以外の感染による歯肉病変	Gingival lesions induced by other infections
①特殊な細菌感染によるもの	Gingival lesions of specific bacterial origin
②ウイルス感染によるもの	Gingival lesions of viral origin
③真菌感染によるもの	Gingival lesions of fungal origin
2）粘膜皮膚病変	Mucocutaneous disorders
①扁平苔癬	Lichen planus
②類天疱瘡	Pemphigoid
③尋常性天疱瘡	Pemphigus vulgaris
④エリテマトーデス	Lupus erythematosus
⑤その他	Others
3）アレルギー性歯肉病変	Allergic reactions
4）外傷性歯肉病変	Traumatic lesions of gingiva

表4　リスクファクターによる歯周炎の分類

1）全身疾患関連歯周炎	Periodontitis associated with systemic diseases
①白血病	Leukemia
②糖尿病	Diabetes
③骨粗鬆症／骨減少症	Osteoporosis ／ osteopenia
④ AIDS	Acquired immunodeficiency syndrome（AIDS）
⑤後天性好中球減少症	Acquired neutropenia
⑥その他	Others
2）喫煙関連歯周炎	Periodontitis associated with smoking
3）その他のリスクファクターが関連する歯周炎	Periodontitis associated with other risk factors

表5　歯周炎を随伴する遺伝疾患

1）家族性周期性好中球減少症	Familial and cyclic neutropenia
2）Down 症候群	Down syndrome
3）白血球接着能不全症候群	Leukocyte adhesion deficiency syndrome
4）Papillon-Lefèvre 症候群	Papillon-Lefèvre syndrome
5）Chédiak-Higashi 症候群	Chédiak-Higashi syndrome
6）組織球症症候群	Histiocytosis syndrome
7）小児遺伝性無顆粒球症	Infantile genetic agranulocytosis
8）グリコーゲン代謝疾患	Glycogen storage disease
9）Cohen 症候群	Cohen syndrome
10）Ehlers-Danlos 症候群（Ⅳ・Ⅷ型）	Ehlers-Danlos syndrome（Type Ⅳ and Ⅷ）
11）低ホスファターゼ症	Hypophosphatasia
12）その他	Other

日本歯周病学会編『歯周治療のガイドライン 2022』より引用・改変

歯周病の新分類（2018 年米国歯周病学会 / 欧州歯周病連盟）

歯周炎のステージ		ステージⅠ	ステージⅡ	ステージⅢ	ステージⅣ
重症度	歯間部の最も大きな CAL	1-2mm	3-4mm	≧5mm	≧5mm
	エックス線画像上の骨吸収	歯根長 1/3 未満（<15%）	歯根長 1/3 未満（15-33%）	歯根長 1/3 を超える	歯根長 1/3 を超える
	歯の喪失	歯周炎による喪失なし		歯周炎により 4 本以内の喪失	歯周炎により 5 本以上の喪失
複雑度	局所	最大プロービングデプス 4mm 以内 主に水平性骨吸収	最大プロービングデプス 5mm 以内 主に水平性骨吸収	ステージⅡに加えて： プロービングデプス 6mm 以上 3mm 以上の垂直性骨吸収 根分岐病変 2-3 度 中程度の歯槽堤の欠損	ステージⅢに加えて： 複雑な口腔機能回復治療を要する以下の状態 咀嚼機能障害 二次性咬合性外傷 （動揺度 2 度以上） 重度の歯槽堤欠損 咬合崩壊・歯の移動・フレアアウト 歯数 20 本（10 対合歯）未満
範囲と分布	ステージに記述を加える	それぞれのステージにおいて拡がりを，限局型（罹患歯が 30% 未満），広汎型（同 30% 以上），または大臼歯 / 切歯パターンかを記載する			

CAL：クリニカルアタッチメントロス

歯周炎のグレード			グレード A 遅い進行	グレード B 中程度の進行	グレード C 急速な進行
主な基準	進行の直接証拠	骨吸収もしくは CAL の経年変化	5 年以上なし	5 年で 2mm 未満	5 年で 2mm 以上
	進行の間接証拠	骨吸収 % / 年齢	<0.25	0.25-1.0	>1.0
			バイオフィルム蓄積は多いものの，組織破壊は少ない	バイオフィルム蓄積に見合った組織破壊	バイオフィルムの蓄積程度以上に組織破壊；急速な進行 and/or 早期発症を示唆する臨床徴候（例：大臼歯 / 切歯パターン，標準的な原因除去療法に反応しない）
		症例の表現型			
グレードの修飾因子	リスクファクター	喫煙	非喫煙者	喫煙者 1 日 10 本未満	喫煙者 1 日 10 本以上
		糖尿病	血糖値正常 糖尿病の診断なし	HbA1c7.0% 未満の糖尿病患者	HbA1c7.0% 以上の糖尿病患者

日本歯周病学会『歯周病の新分類への対応』 https://www.perio.jp/file/news/info_191220.pdf より引用

歯周病の新分類の特徴と対応のポイント

▶ 歯周病の分類をステージとグレードのみで決定することではない.

| 歯周炎の診断 | | 歯周炎の状態を評価する指標 |

▶「慢性歯周炎」と「侵襲性歯周炎」の分別をなくし「歯周炎」とした.
日本での診断名の記載は，現在のところ歴史的背景も勘案して旧分類（2006年）と新分類（2018年）を併記した形式としている.

例）
広汎型慢性歯周炎　ステージⅢ　グレードB
限局型侵襲性歯周炎ステージⅣ　グレードC

▶ クリニカルアタッチメントレベル（CAL）での評価

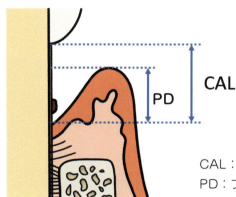

CALは歯肉退縮量を考慮するためにPDよりも正確に歯周組織の破壊程度を表すことができる.

CAL：クリニカルアタッチメントレベル（CEJ～ポケット底の距離）
PD：プロービングデプス（歯肉辺縁～ポケット底の距離）

★**アタッチメントロス**（付着の**喪失**）によりCALは**大きく**なる．一方で，**アタッチメントゲイン**（付着の**獲得**）によりCALは**小さく**なる.

▶「健康な歯周組織」と「歯肉炎」が定義された.

▶ Biologic width（生物学的幅径）という単語が
　Supracrestal attached tissues（骨縁上組織付着）に変更となった.

▶ 歯肉退縮の分類（Cairoの分類）

▶ インプラント周囲疾患に関する定義

新分類における「健康な歯周組織」

健康な歯周組織

- ☑ デンタルエックス線写真で骨吸収が認められない．
  （歯槽骨頂の位置が CEJ から ≦ 2 mm）
- ☑ 歯間部のクリニカルアタッチメントロスが認められない．
- ☑ 歯肉退縮や PD ≧ 4 mm が認められない．
- ☑ Bop < 10%

＊歯周炎の既往がある場合の
「歯周組織の健康」は
PD ≦ 4 mm で Bop（－）

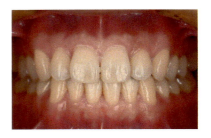

①健全歯周組織：クリニカルアタッチメントロスや歯槽骨吸収が認められない．

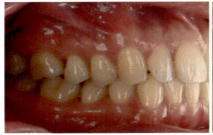 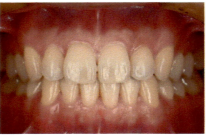 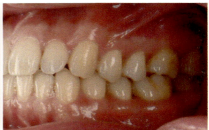

②減少歯周組織　歯周炎の既往なし：歯肉退縮や歯冠長延長術などによるアタッチメントロスが認められる歯周組織．加齢による歯肉退縮も含まれる．高齢者に多い．

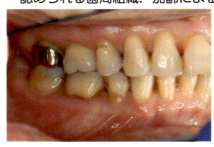 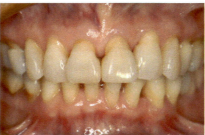 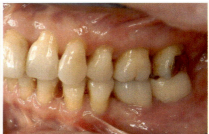

③減少歯周組織　歯周炎の既往あり：クリニカルアタッチメントロスや歯槽骨吸収が認められる．歯周治療が奏功し，歯周組織が安定した状態にある．

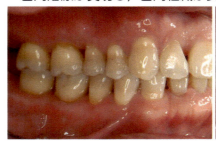 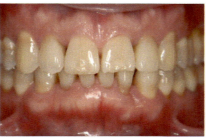 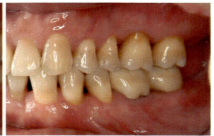

新分類における「歯肉炎」

歯肉炎

- ☑ デンタルエックス線写真で骨吸収が認められない．
  （歯槽骨頂の位置が CEJ から ≦ 2 mm）
- ☑ 歯間部のクリニカルアタッチメントロスが認められない．
- ☑ 歯肉退縮や PD ≧ 4 mm（仮性ポケットを除く）が認められない．
- ☑ 10% ≦ Bop ≦ 30%　限局型歯肉炎
  　30% < Bop　　　　広汎型歯肉炎

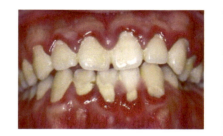

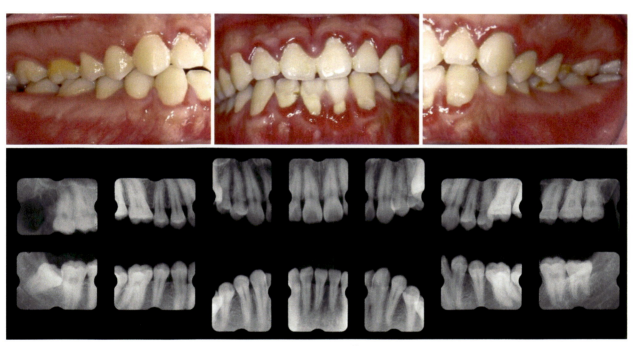

広汎型歯肉炎（20代男性）

新分類における「歯周炎」

> **歯周炎**
> - ☑ 歯間部のクリニカルアタッチメントロスが隣接しない部位で2歯以上認められる．
>   or
> - ☑ 頰側または口蓋側（舌側）にクリニカルアタッチメントロス＞3mm，かつ歯周ポケット＞3mmが2歯以上に認められる．
> - ☑ 以下の5項目については除外する．
>   ①外傷（オーバーブラッシングなど）由来の歯肉退縮
>   ②歯頸部に拡がる齲蝕
>   ③智歯の位置異常もしくは智歯抜歯の影響による第二大臼歯遠心部のクリニカルアタッチメントロス
>   ④歯内由来病変による排膿路となっている
>   ⑤垂直性歯根破折に代表される歯周炎以外の原因によるクリニカルアタッチメントロス

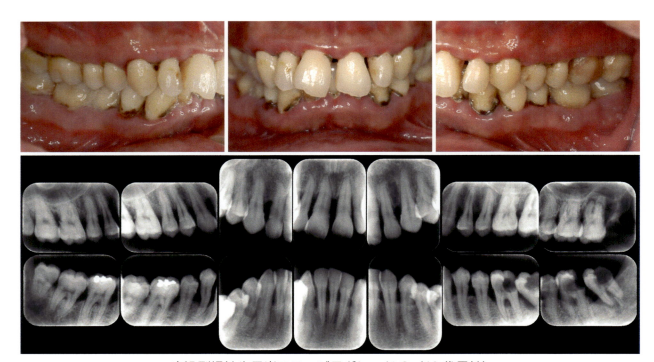

広汎型慢性歯周炎ステージⅢグレードC（40代男性）

歯間部の最大CAL≧5mm，根分岐部病変2度
骨吸収％／年齢＞1.0 喫煙者10〜15本／日

歯周病診断（1歯単位での診断）

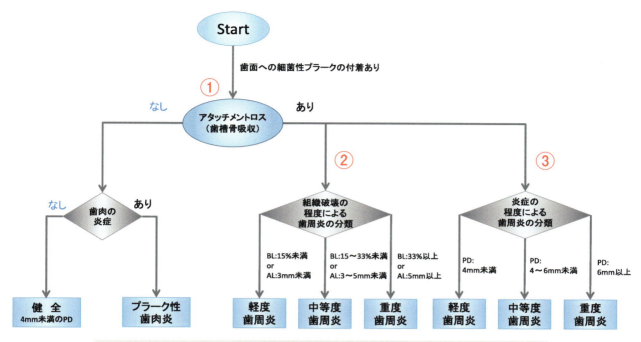

プラーク性歯肉炎，歯周炎の1歯単位の診断
PD：プロービングデプス，BL：歯槽骨吸収度，AL：アタッチメントレベル

【診断方法】
①歯肉炎と歯周炎の鑑別診断は**「アタッチメントロス」が認められるかどうか**である．
　認められない→**歯肉炎**
　認められる→**歯周炎**

②組織破壊の程度による歯周炎の分類
　軽度歯周炎：歯槽骨吸収程度（bone level：BL）＜15% or アタッチメントレベル（attachment level：AL）＜3 mm，根分岐部病変がない歯周炎（新分類のステージⅠに相当）
　中等度歯周炎：15%≦歯槽骨吸収程度＜33% or が3 mm≦アタッチメントレベル＜5 mm，根分岐部病変がある歯周炎（新分類のステージⅡに相当）
　重度歯周炎：33%≦歯槽骨吸収程度 or 5 mm≦アタッチメントレベル，根分岐部病変が2度以上の歯周炎（新分類のステージⅢ or Ⅳに相当）

③炎症の程度による歯周炎の分類
　軽度歯周炎：プロービングデプス＜4 mm（新分類のステージⅠに相当）
　中等度歯周炎：4 mm≦プロービングデプス＜6 mm（新分類のステージⅡに相当）
　重度歯周炎：6 mm≦プロービングデプス（新分類のステージⅢ or Ⅳに相当）

【1歯単位での歯周炎の診断】
②と③のうち，より重度の診断をその歯の診断名とする

日本歯周病学会編『歯周治療のガイドライン2022』より引用・改変

歯周病診断（個人レベルでの診断）

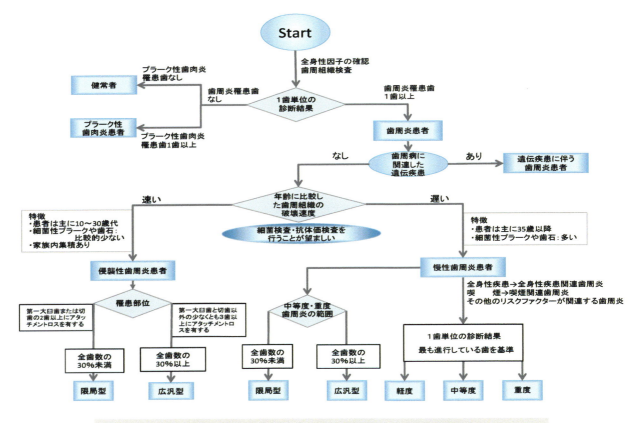

プラーク性歯肉炎，歯周炎の個人レベルの診断

【病型診断】
①プラーク性歯肉炎と歯周炎が混在する場合は「歯周炎」を病名とする．
②全身性疾患（糖尿病など），家族内発症，喫煙，ストレスなどの有無を確認し，歯周病への関与を推測する（宿主因子や環境因子の影響について）．
③年齢に比較して歯組織の破壊程度が急速である：**侵襲性歯周炎**
　年齢相応もしくは年齢に比較して歯組織の破壊程度が緩慢である：**慢性歯周炎**

【歯周炎の進行度】
①軽度・中等度・重度が混在する場合は，最も重症な歯を基準として病名を判断する．
　「広汎型中等度＋限局型重度歯周炎」と表記する場合もある
②慢性歯周炎：1歯単位の診断で中等度と重度の罹患歯数＜30％ ⇒限局型
　　　　　　　1歯単位の診断で中等度と重度の罹患歯数≧30％ ⇒広汎型
③侵襲性歯周炎：慢性歯周炎と同様に分類する．もしくは
　　　　　第一大臼歯または切歯の2歯以上にアタッチメントロス（そのうち1歯は第一大臼歯）
　　　　　⇒限局型
　　　　　第一大臼歯と切歯以外の少なくとも3歯以上にアタッチメントロス⇒広汎型

【個人レベルでの歯周炎の診断】
1口腔単位での診断となる．1歯単位の診断と罹患歯数の両方を考慮し判定する．

日本歯周病学会編『歯周治療のガイドライン2022』より引用・改変

歯周病治療の進め方

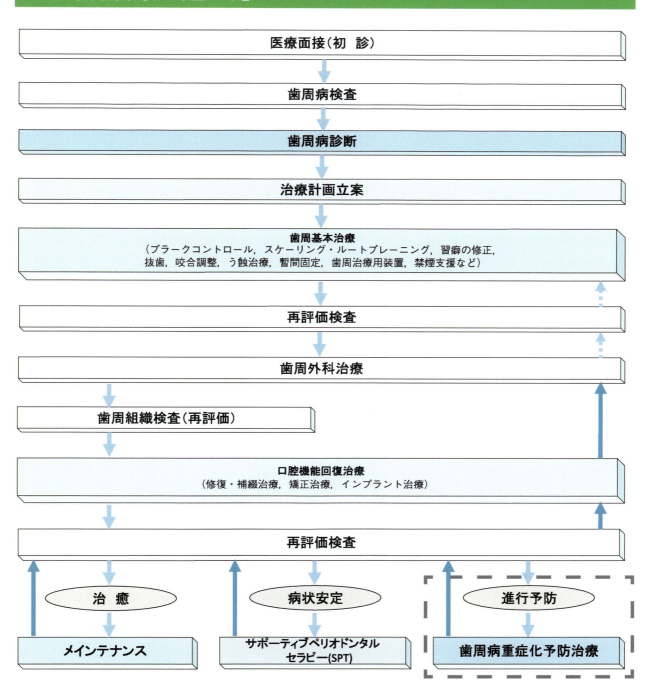

①歯周基本治療後の再評価以降は必要のない治療項目は行わない．
②最終的には，メインテナンスもしくはサポーティブペリオドンタルセラピーへと移行し，歯周病の継続管理を行う．
③ ⌐ ¬ は保険診療に導入された新たな継続管理の考え方．

日本歯周病学会編『歯周治療のガイドライン2022』より引用・改変

歯周病を学ぶ上で知っておきたい論文

　歯周病学を学んでいく上でとても重要な過去の論文があります．「古典文献（クラシック・リトレチャー）」と呼ばれるもので，現在の歯周病学を理解する上でその礎となる研究（現代では倫理的問題のため実施が不可能な研究もあります）のデータをまとめたものになります．皆さんが日頃使用している教科書に書かれている内容の根拠は何かを示しています．ここに掲載した論文は，最重要な論文の中でも選りすぐりの4編で知っておきたい内容ばかりです．きっと歯周病学を深掘りしていくためのきっかけになると思います．

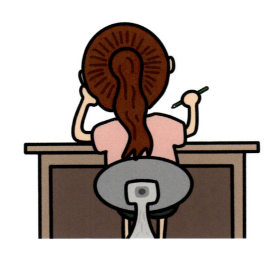

＜1＞ヒトにおける実験的歯肉炎

Löe H, et al. Experimental gingivitis in man. *J Periodontol*. 1965 ; 36 : 177-87.

平均23歳の健康な男女12名を対象に行った研究．約3週間口腔清掃を停止した後に口腔清掃を再開した．各段階におけるプラーク指数，歯肉炎指数，細菌学的評価を行った．その結果，口腔清掃停止後10～21日後に歯肉炎が生じ，再開により元の健康状態に回復した．本研究によりブラッシングを怠るとプラーク量の増加に伴い歯肉炎が発症することが明確に示された．現在でもこの基本概念のもとプラークコントロールの徹底が歯周治療の根幹を成している．本研究はシンプルでわかりやすい研究デザインであるものの倫理的な観点から現代では実施困難な研究であるため極めて重要な情報である．

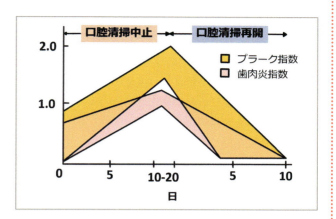

＜2＞歯周炎の個体差 _ スリランカスタディー

Löe H, et al. Natural history of periodontal disease in man. Rapid, moderate and no loss of attachment in Sri Lankan laborers 14 to 46 years of age. *J Clin Periodontol*. 1986 ; 13 (5) : 431-45.

1970～1985年までスリランカの紅茶農園で働く480名の男性労働者（14～31歳）を調査した研究である．この研究で注目すべき点は，対象者が歯科疾患の予防や治療に関するプログラムに一切触れることのない環境にあったことである．参加者たちは通常の口腔衛生処置を行っておらずほぼすべての歯肉に炎症を認めた．調査の結果，対象者は3つの重症度に分類された．最も多かったのは中等度進行型グループで全体の約81％を占めた．このグループでは35歳時点で約4mm，45歳で約7mmの付着喪失を認め，歯の喪失は30歳以降に始まり，その後の10年間で徐々に進行を認めた．次に多かったのは非進行型グループで，全体の約11％を占めた．急速進行型グループは，全体の約8％しか認められずこのグループは35歳時点で約9mmの付着喪失が見られ，45歳では約13mmにまで進行した．このグループでは20歳という早期から歯の喪失が始まり45歳までにすべての歯を失う傾向を示した．プラークコントロールを全く行わなくても歯周炎が急速に進行する患者は8％しか存在せず歯周病罹患度の個人差が示された．本研究結果は歯周炎病因論における患者個々の修飾因子の影響を示唆したものでありその後の研究の潮流を形成した．

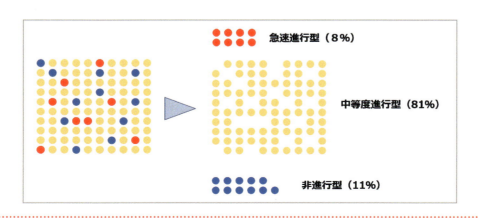

<3> ヒトにおける歯周炎病因論モデル

Page RC, et al. The pathogenesis of human periodontitis : an introduction. *Periodontol 2000.* 1997 ; 14 : 9–11.

本モデルは，歯周炎の病因を包括的に表現した概念図である．この図は1970年代～1990年代における歯周炎病因研究の成果を理解しやすく示している．本図の中心となるのは"細菌感染""宿主応答・歯周組織変化""臨床的兆候"という3つの主要な要素とその相互作用である．本モデル図で注目すべき点は，病態進展の過程で修飾因子が影響を与えている点である．遺伝的リスクファクターや環境・後天的リスクファクター（例えば喫煙や糖尿病などの全身因子）は，局所の炎症反応を修飾し，疾患の進行速度や重症度に大きく影響を与える．このモデルは歯周炎の細菌感染症としての側面だけでなく，宿主応答の重要性を示している．本図を理解することは，臨床におけるリスク因子の評価と管理が治療成功の鍵となることを明確にしている．さらに，患者個々の修飾因子を考慮した個別化医療の必要性も示唆されている．

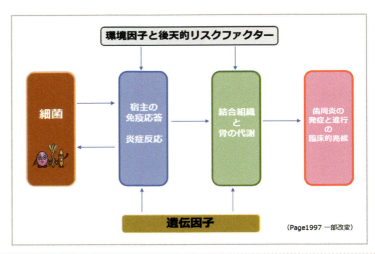

(Page1997 一部改変)

<4> 臨界プロービングデプス

Lindhe J, et al. "Critical probing depths" in periodontal therapy. *J Clin Periodontol.* 1982 ; 9 (4) : 323–36.

本研究では15名の中等度歯周炎患者を対象に，スプリットマウスデザインにて，スケーリング・ルートプレーニング（SRP）とウィドマン改良フラップ手術（MWF）を行った．ベースライン時ならびに6ヵ月後のプロービングデプス（mm）とアタッチメレベル（mm）が評価された．結果として，SRPを行った部位では術前のプロービングデプスが2.9mmよりも大きい場合には6ヵ月後にアタッチメントゲインが得られ，これよりもプロービングデプスが浅いケースではSRPによる為害性が確認された．同様にMWFを行った部位では術前プロービングデプスが4.2mmを境界としてアタッチメントゲインが確認された．これらの値を臨界プロービングデプスと呼ぶ．以上よりプロービングデプスが3mm以下ではSRPは行うべきではなく，約6mm以上で歯周外科治療の効果がSRPを上回った．現在，超音波スケーラーの登場や種々の歯周外科術式の考案により本研究結果をそのまま臨床に当てはめることはできない．しかしながら，本研究結果が歯周治療学の根底を形成したという点から必ず知っておきたい論文である．

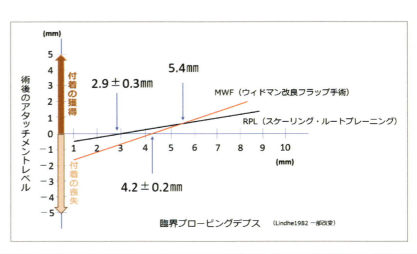

(Lindhe1982 一部改変)

Chapter VI

歯科医師国家試験臨床実地問題

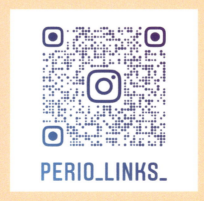

歯周基本治療

【117B85】 ▶Chapter Ⅲ-2

舌側*	⑥	5	⑧	⑦	5	⑥	⑥	⑥	5	⑤	⑦	6	⑥	⑥	⑥	4	⑤	⑤	5	⑥
歯種		3⌋			2⌋			1⌋			⌊1			⌊2			⌊3			
唇側*	⑦	6	⑦	⑦	⑦	⑦	⑥	6	⑥	⑥	⑥	6	⑦	⑥	5	⑥	⑥	5	5	⑤
動揺度**		2			1			1			1			2			2			

＊：プロービング深さ（mm）
○印：プロービング時の出血
＊＊：Millerの判定基準

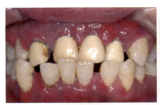
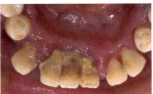

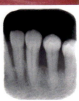

【スケーリング・ルートプレーニング後の変化】
- 歯肉退縮
- 動揺度の増加
- 象牙質知覚過敏
- 歯間鼓形空隙の増加

【116B35】 ▶Chapter Ⅲ-3

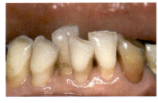
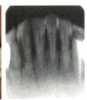

【暫間固定法について】
（選択肢）
連結前装冠 / 舌面板接着固定 / プロビジョナル固定
ワイヤーレジン固定 / <u>エナメルボンディングレジン固定</u>

※歯質の削除を必要とする方法と，しない方法を分類して整理しておく．

【115C65】 ▶Chapter Ⅲ-3

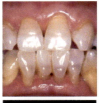
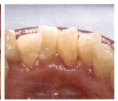

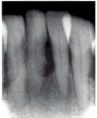

舌側*	4	4	2	3	4	⑥	4	3	3	2	3	3
歯種		2⌋			1⌋			⌊1			⌊2	
頬側*	3	3	2	3	4	⑥	④	3	3	2	3	3
動揺度**		1			2			1			0	

＊：プロービング深さ（mm）
○印：プロービング時の出血
＊＊：Millerの判定基準

【117C49】

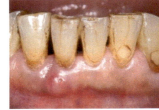
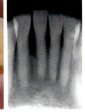

【急性症状への対応】
- 「下顎右側中切歯の自発痛と歯肉の腫脹」で来院
- 遠心唇側で5mmのプロービング深さ
⇒ポケット内洗浄＋局所薬物配送システム＜LDDS＞

【115B85】

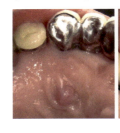
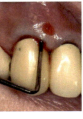
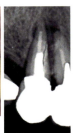

舌側*	3	④	⑧	4	3	3
歯種		3⌋			2⌋	
唇側*	⑦	6	⑦	⑦	⑦	⑦
動揺度**		2			1	

＊：プロービング深さ（mm）
○印：プロービング時の出血
＊＊：Millerの判定基準

【垂直性歯根破折への対応】
- 「咬合痛と歯肉腫脹」が主訴
- 基本的に抜歯が適応となる

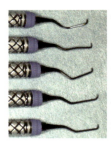
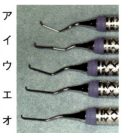
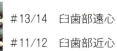

ア #13/14 臼歯部遠心
イ #11/12 臼歯部近心
ウ #7/8 臼歯部平滑面・根分岐部
エ #5/6 前歯部
オ #1/2 前歯部

【グレーシースケーラー】
- 部位特異性に関する設問
- シャンクの形状がポイント

【107C115】

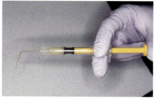
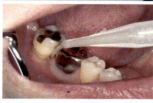

【局所薬物配送システム】
- Local Drug Delivery System（LDDS）
- ミノサイクリン塩酸塩
  （テトラサイクリン系）
- 適応症
  急性歯周膿瘍や急性歯肉膿瘍
  糖尿病患者への歯周基本治療時
  歯周基本治療後に残存する歯周ポケット
  SPT時
- 経口投与に比べて少量で薬効濃度を
  長時間維持できる（薬剤徐放性），
  耐性菌の出現，薬の副作用，
  腸内細菌への影響が少ない利点あり

【111C86】 ▶Chapter Ⅲ-3

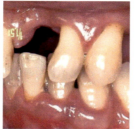
初診時

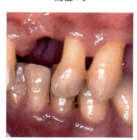
歯周基本治療後

【スケーリング・ルートプレーニング後の変化】
- 象牙質知覚過敏症状の出現
- フッ化物塗布，歯磨剤を併用したブラッシング，修復治療，歯周形成手術，抜髄処置などで対応

歯周外科治療——解剖学的形態

【116D39】 ▶Chapter Ⅱ-1 / Chapter Ⅳ-6

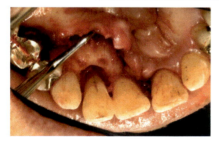

頬側*	3	3	4	4	3	4	4	3	3
歯種		3⎦		2⎦			1⎦		
口蓋側*	3	3	4	⑤	⑧	⑤	4	3	4
動揺度**				0		2		0	

* ：プロービング深さ（mm）
〇印：プロービング時の出血
＊＊：Millerの判定基準

【斜切痕・口蓋裂溝への対応】
- 「上顎右側側切歯」
- 口蓋裂溝の除去（オドントプラスティ）

補綴前処置

【117B24】

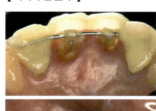
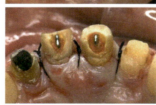

矯正的挺出⇒骨切除術
【目的】
- フェルールの獲得
- 生物学的幅径＜骨縁上組織付着＞の獲得

【117C70】 ▶Chapter Ⅳ-13

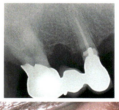
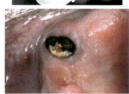

唇側*	③	②	③
歯種		3⎦	
口蓋側*	③	2	3
動揺度**		0	

* ：プロービング深さ（mm）
〇印：プロービング時の出血
＊＊：Millerの判定基準

骨縁下に及ぶカリエス
　⇒歯冠長延長術

切除療法——歯肉切除術

【105A95】 ▶Chapter Ⅳ-2

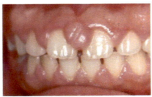

上顎前歯部に線維性の腫脹が認められる

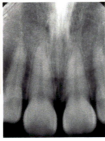

【113C73】

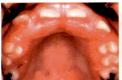
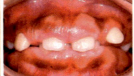
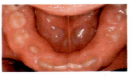

遺伝性歯肉線維腫症

ウェッジ手術

【108B18】 ▶Chapter Ⅳ-3

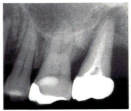
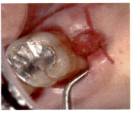

写真はスクエア型（四角）の切開線

頬側*	3	3	4	4	4	6
歯種		5|		|6		
口蓋側*	3	3	3	4	4	8
動揺度		0		1		

＊：歯周ポケットの深さ（mm）

歯周外科治療——歯周組織再生療法

【117A56】 ▶Chapter Ⅰ / Chapter Ⅱ / Chapter Ⅳ

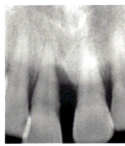
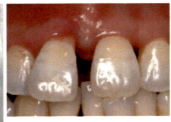

垂直性骨欠損への処置法
（歯周組織再生療法，歯肉剝離掻爬術）

唇側*	3	2	⑥	3	2	3
歯種		1|		|1		
口蓋側*	2	3	⑧	2	1	2
動揺度**		1		0		

＊　：プロービング深さ（mm）
○印：プロービング時の出血
＊＊：Millerの判定基準

【116A75】

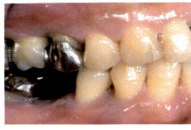
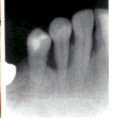

舌側*	3	3	④	④	3	4	4	3	⑥
歯種		5|			4|			3|	
頬側*	3	3	4	⑦	3	4	4	3	4
動揺度**		0			1			0	

＊　：プロービング深さ（mm）
○印：プロービング時の出血
＊＊：Millerの判定基準

垂直性骨欠損への処置法
（歯周組織再生療法，歯肉剝離掻爬術）

【117B40】

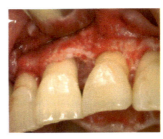

不良肉芽組織除去後の写真

唇側*	4	3	4	4	⑦	4	4	4	4	3	4
歯種		2|		1|		|1		|2			
口蓋側*	4	4	4	4	⑥	4	4	4	4	3	4
動揺度**		0		1		0		0			

＊　：プロービング深さ（mm）
○印：プロービング時の出血
＊＊：Millerの判定基準

【116C45】

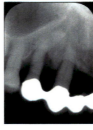
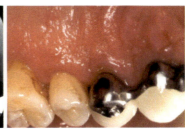

頬側*	3	3	3	3	2	3	3	2	3
歯種		5|			4|			3|	
口蓋側*	3	4	3	6	⑧	⑧	6	5	6
動揺度**		0			0			0	

＊　：プロービング深さ（mm）
○印：プロービング時の出血
＊＊：Millerの判定基準

垂直性骨欠損への処置法
（歯周組織再生療法，歯肉剝離掻爬術）

歯周外科治療──歯周組織再生療法

【115B70】

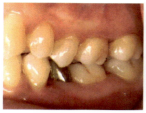 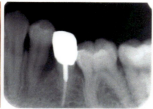

舌側*	4	3	⑥	④	3	4	4	3	4
歯種		4̄			5̄			6̄	
頰側*	4	3	⑦	④	3	4	4	3	4
動揺度**		2			0			0	

*：プロービング深さ（mm）
○印：プロービング時の出血
**：Millerの判定基準

垂直性骨欠損への処置法
（歯周組織再生療法，歯肉剝離搔爬術）

【115C77】

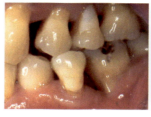 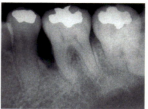

舌側*	2	3	3	⑤	3	3	3	3	3
歯種		5̄			6̄			7̄	
頰側*	2	2	3	⑥	4	3	3	2	3
動揺度**		0			0			0	

*：プロービング深さ（mm）
○印：プロービング時の出血
**：Millerの判定基準

- 垂直性骨欠損への処置法（歯周組織再生療法）
- 全身疾患（糖尿病や骨粗鬆症など）がある場合は内科への対診が必要となる

【115D77】 ▶Chapter Ⅳ-5

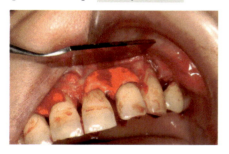

唇側*	4	3	⑥	⑤	3	4	4	3	⑥	⑤	3	4
歯種		2|			1|			|1			|2	
口蓋側*	4	3	⑥	5	3	4	4	3	⑤	4	3	4
動揺度**		1			1			1			1	

*：プロービング深さ（mm）
○印：プロービング時の出血
**：Millerの判定基準

歯周組織再生誘導（GTR）法
- GTR膜の設置
- GTR法の術式

【114D42】 ▶Chapter Ⅳ-7

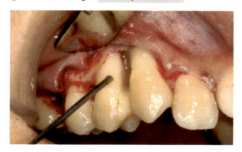

唇頰側*	4	4	⑧	⑦	4	3
歯種		4|			3|	
口蓋側*	4	4	6	6	4	3
動揺度**		1			1	

*：プロービング深さ（mm）
○印：プロービング時の出血
**：Millerの判定基準

エナメルマトリックスタンパク質の応用
- EMD塗布前に根面処理が必要
- 根面に血液が付着していないことを確認してから塗布する

歯周外科治療——歯周形成手術

【117C67】 ▶Chapter Ⅳ-11

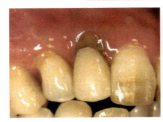

【前歯部歯肉退縮への対応】
- 「上顎右側側切歯のブラッシング時の痛みと審美不良」を主訴として来院
- プロービング深さはすべて3mm以内
⇒根面被覆術（歯肉結合組織移植術＋歯肉弁歯冠側移動術）

【116B65】 ▶Chapter Ⅳ-11

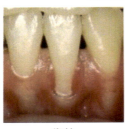 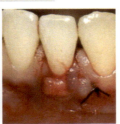

術前　　　　　　　術中

【歯肉結合組織移植術】
遊離歯肉移植術に比較して優れている点
- 歯肉色の調和
- 採取部位の治癒

【115C56】 ▶Chapter Ⅳ-11

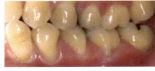

術前　　　　　　　術後

【複数歯の歯肉退縮への対応】
- 「下顎左側臼歯部のブラッシング時の痛みと冷水痛」を主訴として来院
- プロービング深さはすべて3mm以内
⇒根面被覆術（歯肉結合組織移植術＋歯肉弁歯冠側移動術）

【113B57】 ▶Chapter Ⅳ-11

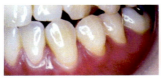

【複数歯の歯肉退縮への歯肉結合組織移植術】
目的として
- 露出歯根面の被覆
- 角化歯肉幅の増大

【116A83】 ▶Chapter Ⅳ-9

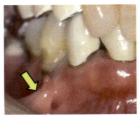 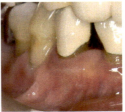

術前　　　　　　　術後

【小帯切除術】
- 使用する器具について
⇒メス・縫合糸

【116B71】 ▶Chapter Ⅳ-10

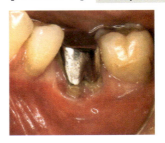

【角化歯肉不足への対応】
- 「ブラッシング時の出血と痛み」を主訴として来院
- プロービング深さはすべて3mm以内
⇒遊離歯肉移植術

【108D51】 ▶Chapter Ⅳ-10

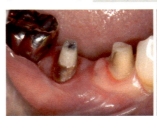 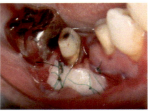

外科治療前　　　　外科治療中

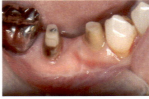

外科治療後

【角化歯肉不足への対応】
- 「ブラッシング時の痛み」を主訴として来院
- プロービング深さはすべて2mm
- 頬小帯の高位付着
- 口腔前庭狭小
⇒小帯切除術（口腔前庭拡張術）＋遊離歯肉移植術

根分岐部病変の治療

【117C65】 ▶Chapter Ⅳ-3

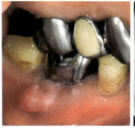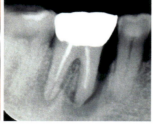

舌側*	3	3	3	2	5	⑨	③	3	3
歯種		7			6			5	
頬側*	2	3	2	3	④	⑧	3	3	③
動揺度**		0			1			0	

* ：プロービング深さ（mm）
○印：プロービング時の出血
** ：Millerの判定基準

★複根歯の治療法は，1根ずつ保存か抜歯か判断する
　近心根：歯根全体を取り囲むようなエックス線透過像
　　　　　⇒除去（ヘミセクション）
　遠心根：感染根管治療

【113C57】 ▶Chapter Ⅳ-3

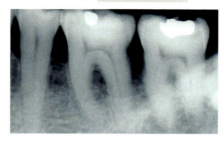

舌側*	3	3	3	3	3	⑤	5	3	3
歯種		5			6			7	
頬側*	3	3	4	4	⑤	⑥	⑥	3	3
根分岐部病変**		－			1度			－	

* ：プロービング深さ（mm）
○印：プロービング時の出血
** ：LindheとNymanの分類（－は根分岐部病変がないことを示す）

【Lindheの分類1度への処置】
・ファーケーションプラスティ
・GTR法（Lindheの分類2度が最適応症）

【103B48】 ▶Chapter Ⅳ-3

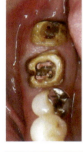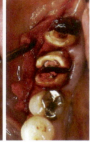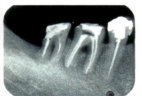

頬側*	⑥	⑧	③	③	⑥	3
歯種		7			6	
舌側*	⑥	⑥	③	③	⑥	③
根分岐部病変**		3度			3度	
動揺度***		2			1	

* ：歯周ポケットの深さ（mm）
○印：プロービング時の出血
** ：Lindheの分類
*** ：Millerの判定基準

【Lindheの分類3度への処置】
　46：ルートセパレーション
　47：ヘミセクション（遠心根）

【111C67】 ▶Chapter Ⅳ-5

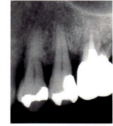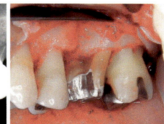
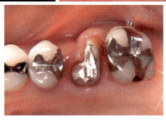

頬側*	3	4	5	6	5	4	4	3	4
歯種		5			6			7	
口蓋側*	3	3	4	4	3	3	4	3	4
根分岐部病変**		－			2			1	

* ：プロービングデプス（mm）
** ：Lindheの分類（－は分岐部病変がないことを示す）

26：トライセクション（近心頬側根）

索 引

【数字・欧文】

1次切開　162
1壁性および2壁性の混合性骨欠損　34
1壁性骨欠損　32
2および3壁性の混合性骨欠損　33
2次切開　162
2壁性骨欠損　33
3次切開　163
3壁性骨欠損　33
4壁性骨欠損　34
8の字縫合　92, 96
A-splint　80
Barkann法　80
Cairoの分類（歯肉退縮）　36
Clinical attachment level　39
closing suture　109
Crane-Kaplanのポケットマーカー　8
FGF-2製剤の応用　196
GBR膜　17
Glickmanの分類　29
GTR試適膜　197
GTR膜　16
GTR膜（保護膜・遮断膜）　168
GTR膜のトリミング　199
Hampの分類　29
holding suture　108
L-ラクチド-εカプロラクトン共重合体（P（LA/CL））　17
LindheとNyman 1度　30
LindheとNyman 2度　30
LindheとNyman 3度　31
LindheとNymanの分類　29
MGJ　28
Millerの判定基準（動揺度）　35
Millerの分類（歯肉退縮）　36
Modified Widman Flap（MWF）　132
O'Learyのプラークコントロールレコード（PCR）（1972）　42
slip knot　94
Sorrin法　80
square knot　94
surgeon's knot　94

【あ】

アタッチメントゲイン　39
アタッチメントレベル　39
アタッチメントロス　271, 275
アメロジェニン　178
移植床（受容側）　209
移植片のトリミング　213
一次創傷治癒　132
糸切りハサミ　14

ウィドマン改良フラップ手術　132
ウィングロック　80
ウェッジ手術　135, 146
ウォーキングプロービング　45
齲蝕　24
エクストルージョン　247
エナメル突起　24, 26
エナメルプロジェクション　26
エナメルボンディングレジン固定　80
エナメルマトリックスタンパク質　16, 195
エナメルマトリックスタンパク質を応用した手術法　178
塩基性線維芽細胞増殖因子（FGF-2）製剤　16
炎症性（不良）肉芽除去　163
炎症増悪因子　24
オーバーハング　141
オーバーレイ縫合　92, 111
オステオプラスティ　132
オトガイ孔　27
オドントプラスティ　132
オフセットブレード　47
オルバンメス　10

【か】

カークランドナイフ　10
外斜切開　126
外側性固定　80
ガイドグルーブ　141
開放創　126
替刃メス　9
替刃メス：マイクロサージェリー用　9
替刃メスハンドル　10
角化歯肉幅　37
角針　93
カッティングエッジ　47
可撤式　80
角結び　94
鎌形（シックル）スケーラー　11
規格荷重プローブ　6
逆三角針　93
供給側　211
矯正的挺出　247
強彎　93
くさび状欠損　24
クラウンレングスニング　238
グレーシー型　47
グレーシースケーラー　11
クレーター　25
クレフト　25
頸部（シャンク）　46
係留（アンカー）縫合　92, 100

外科結び　94
検査　23
懸垂縫合（Sling suture）　112
懸垂縫合およびその変法　92
懸垂縫合の変法　114
口蓋裂溝　24, 26, 27, 154
口腔前庭狭小　24
口腔内対合歯列上補強フィンガーレスト　54, 58
口腔内フィンガーオンフィンガーレスト　55, 65
口腔内フィンガーレスト　52
口呼吸　24
交差マットレス縫合（外側性）　105
コーンプライヤー　13
骨移植材　17, 160, 164
骨移植術　160, 196
骨性癒着　160
骨ノミ・チゼル　12
骨膜減張切開　259
骨膜剥離子　10
骨膜縫合　92, 118
骨ヤスリ・ファイル　12
骨隆起　27
固定式　80
根分岐部病変　29
根面溝　24, 26
根面処理　178, 185

【さ】

作業切縁　47
暫間固定　80
自家骨　160
歯冠長延長術　238
歯根切除術　178
歯根分割抜去　178
歯根分割抜去（トライセクション）　168
歯根膜　28
歯周組織再生誘導（GTR）法　197
歯周組織再生療法　160
歯周治療用装置　177
歯周治療用模型　20
歯周パック　126
歯周病学基礎実習用顎模型　18
歯周病診断　275
歯周病治療の進め方　277
歯周病の新分類（2018年）　270
歯周病分類　268
歯周プローブ　6
持針器：カストロビージョタイプ　14
持針器：ヘガールタイプ　14
持針器：マチュータイプ　15

歯石　*24*
歯槽骨　*28*
歯槽堤増大術　*218*
シックル型（鎌形）　*47*
執筆状の変法の持ち方　*44*
執筆状の持ち方　*48*
歯肉　*28*
歯肉結合組織移植術　*218*
歯肉溝内切開　*160*
歯肉歯槽粘膜境　*28*
歯肉整形術　*126*
歯肉切除術　*126*
歯肉増殖　*25*
歯肉退縮の分類　*36*
歯肉退縮量　*37*
歯肉剥離　*163*
歯肉剥離掻爬術　*132*
歯肉ハサミ：ラグランジュ　*14*
歯肉弁側方移動術　*232*
シャープニング　*76*
弱彎　*93*
斜切痕　*26, 27, 154*
斜走切開　*155*
修復　*132*
手指律動運動　*50*
掌握状の持ち方　*48*
上唇小帯高位付着　*25*
小帯切除術　*204*
小帯の高位付着　*24*
食片圧入　*24*
歯列不正　*24*
人工骨　*160*
新付着　*160*
刃部・作業部（ブレード）　*46*
垂直性骨吸収　*32*
垂直（縦）マットレス縫合　*101*
垂直（縦）マットレス縫合の変法 –
　　Laurellテクニック（1994）　*104*
水平性骨吸収　*32*
水平（横）マットレス縫合　*105*
スーチャーボンディング　*92*
スーチャーボンディング（2点法）　*120*
スーチャーボンディング（4点法）　*121*
スケーリング　*46*
スケーリング・ルートプレーニング　*164*
スペースメイキング　*168*
スミア層の除去　*185*
生物学的幅径（骨縁上組織付着）の回復
　　238
切歯孔　*27*
切除療法　*126*
接着性レジン固定　*80*
舌面歯頸溝　*27*
セメント質　*28*
線維芽細胞増殖因子（FGF-2）製剤を応用
　　した手術法　*178*
線維性歯肉腫脹　*25*

全層弁　*28, 132*
前腕回転運動　*50*
組織付着療法　*132*

【た】
大口蓋孔　*27*
退縮型歯肉　*26*
ダイレクトボンディングシステム固定　*80*
他家骨（同種骨，異種骨）　*160*
縦（垂直）マットレス縫合およびその変法
　　92
縦マットレス縫合　*96*
縦横マットレス縫合の変法　*92*
ダルキュレット　*76*
炭酸アパタイト　*17*
単純縫合　*92, 96*
ディスタルウェッジ手術　*135, 146*
ティッシュプライヤー無鈎　*13*
ティッシュプライヤー有鈎　*13*
ディヒーセンス　*28*
手首屈曲運動　*50*
テストスティック　*12*
デブライドメント　*46*
砥石（シャープニングストーン）　*12*
トライセクション　*168, 178*
トラップドア形成　*222*
トラフェルミン　*178*

【な】
内側性懸垂縫合　*115*
内側性固定　*80*
長い上皮性付着　*132*
二次創傷治癒　*126*
粘膜骨膜弁　*28, 132*
粘膜弁　*28*

【は】
パームアップ　*52*
パームグラスプ　*48*
パームダウン　*51*
ハイドロキシアパタイト　*17*
抜糸　*124*
歯の動揺度の分類　*35*
把柄部（ハンドル）　*46*
引き結び　*94*
肥大型歯肉　*26*
病的歯肉（collar）　*163*
ファーケーションプラスティ　*132*
ファーケーションプローブ　*7, 29*
フィンガーレスト　*51*
フェストゥーン　*25*
フェネストレーション　*28*
豚顎実習　*248*
付着歯肉幅　*38*
付着の獲得　*39*
不適合修復物・補綴物　*24*
部分層弁　*28*

プラーク蓄積因子　*24*
プラークリテンションファクター　*24*
フラップ手術　*132*
プロービング　*44*
プロービングデプス　*37, 45*
プロビジョナル固定　*80*
プロビジョナルレストレーション　*142*
ヘミセクション　*132, 143*
ペリオドンタルインスツルメンテーション
　　44
ペリオドンタルスーチャリング　*92*
ペングラスプ　*48*
縫合　*92*
縫合糸　*15*
縫合糸の構成　*92*
縫合糸の太さ　*92*
縫合針の構成　*93*
縫合針の彎曲の種類　*93*
膨隆（肥大）型歯肉　*146*
ボーンサウンディング　*37, 45*
ボーンスクレーパー　*13*
補綴前処置　*238*
ホワイトライン　*76*

【ま】
丸針　*93*
モディファイドペングラスプ　*44*

【や】
有茎弁軟組織移動術　*232*
遊離歯肉移植術　*208*
遊離軟組織移植術　*218*
ユニバーサル型　*47*
ユニバーサル型スケーラー　*12*
幼若ブタ　*178*
横（水平）マットレス縫合およびその変法
　　92
横マットレス縫合　*98*
横マットレス縫合（交差）　*97*

【ら】
ルートセパレーション　*132, 141*
ルートトランク　*28*
ルートプレーニング　*46*
ルートリセクション　*178*
ルートリセクション・ルートアンプテーシ
　　ョン　*178*
ループ縫合　*92, 119*

【わ】
ワイヤー結紮固定　*80*
ワイヤー結紮レジン固定　*80*
ワイヤーレジン固定　*80*

巻末言

　歯周病に関する病因論や病態発生のメカニズム，全身に及ぼす影響そして診断や治療法は時代の変遷とともに変化しており，正しい情報による知識のアップデートが必要です．「不易流行」という言葉がありますが，歯周病学を学んでいく上では常に心にとめておきたい言葉だと思います．

　本書は，歯周病学に興味をもってもらうことを目的に，写真やイラストを多く用いて視覚的に理解できるように工夫をしました．日常臨床で必要となる歯周病学の知識と技術の基本を整理した内容となっています．また，多くの写真やイラストから各 Chapter における重要なポイントを入手でき，実際の臨床での術式や器具操作をイメージできるように作成しました．さらに，これから歯科医師国家試験を見据えて勉学に励む学生に有用なコンテンツも取り入れました．

*

　歯科医師国家試験をパスして，歯科医師になるとその肩書として「Doctor of Dental Surgery」の称号が付与されます．この頭文字「D・D・S」を歯周治療で重要と考えている3項目にあてはめると「診断（Diagnosis）」・「デブライドメント（Debridement）」・「縫合（Suturing）」とすることができるのではないでしょうか．表紙に掲載している3つのイラストは，この3項目を順に表しています．

*

　本書が，歯科医師国家試験の勉強をする学生の知識の整理に役立つこと，これから歯周病学をベースに日常の歯科臨床をする先生方をサポートする一冊になること，そして歯周病学を学ぶ人達の裾野を広げる書籍となることを心から願っています．

2025 年 1 月

髙山 忠裕

執筆者一覧

【監修】
日本大学歯学部保存学教室歯周病学講座（歯科保存学第Ⅲ講座）
〒101-8310　東京都千代田区神田駿河台1-8-13

【編著】

髙山　忠裕（たかやま　ただひろ）
日本大学歯学部保存学教室歯周病学講座（歯科保存学第Ⅲ講座）
准教授

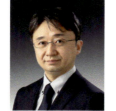

<略歴>
2001年　日本大学歯学部卒業
2005年　日本大学大学院歯学研究科歯科臨床系専攻修了
2008年　歯科医師臨床研修指導歯科医
2010年　日本大学 助教（歯学部歯科保存学第Ⅲ講座）
2012年　ニューヨーク大学歯学部留学（客員研究員）
2019年　日本大学 准教授（歯学部歯科保存学第Ⅲ講座）

<所属学会>
日本歯周病学会　評議員／指導医／専門医
日本歯科保存学会　認定医
日本口腔インプラント学会

佐藤　秀一（さとう　しゅういち）
日本大学歯学部保存学教室歯周病学講座（歯科保存学第Ⅲ講座）
教授

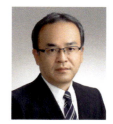

<略歴>
1988年　日本大学歯学部卒業
2004年　日本大学 専任講師
2013年　日本大学 准教授
2015年　日本大学 教授（歯学部歯科保存学第Ⅲ講座）
2023年　日本大学歯学部付属歯科病院長

<所属学会>
日本歯周病学会　常任理事／指導医／専門医
日本歯科保存学会　理事／指導医／専門医
日本口腔機能水学会　常任理事／専門医
日本再生療法学会　代議員

【執筆協力者】（五十音順）

磯部　俊介（いそべ　しゅんすけ）
市川　理沙（いちかわ　りさ）
大川内　彩（おおかわち　あや）
大平　安久（おおひら　やすひさ）
大嶺　永貴（おおみね　えいき）
小野　美紗恵（おの　みさえ）
鬼澤　崇（おにざわ　たかし）
加藤　由貴枝（かとう　ゆきえ）
金子　陸（かねこ　りく）
唐橋　幸宏（からはし　ゆきひろ）
郷家　史弥（ごうけ　ふみや）
近藤　宏樹（こんどう　ひろき）
酒井　嶺（さかい　りょう）
謝　蕙璘（しゃ　けいりん）
菅野　直之（すがの　なおゆき）
鈴木　巴絵（すずき　ともえ）

高木　朝子（たかぎ　あさこ）
當間　佳和（とうま　よしかず）
富田　景子（とみた　けいこ）
中島　由梨佳（なかじま　ゆりか）
西田　哲也（にしだ　てつや）
野村　有利（のむら　ゆり）
蓮池　聡（はすいけ　あきら）
細谷　麻帆（ほそや　まほ）
正井　佑篤（まさい　ゆうま）
間中　総一郎（まなか　そういちろう）
吉田　安貴帆（よしだ　あきほ）
吉沼　直人（よしぬま　なおと）
和久田　慎（わくだ　しん）
渡邉　泰斗（わたなべ　たいと）
渡辺　典久（わたなべ　のりひさ）

【イラスト】

大倉　万莉菜（おおくら　まりな）
菊池　柊斗（きくち　しゅうと）
岸本　紫央里（きしもと　しおり）
前川　恵里奈（まえかわ　えりな）

本書の複製権，翻訳権，翻案権，上映権，貸与権，公衆送信権（送信可能化権を含む）は，(株)ヒョーロン・パブリッシャーズが保有します．本書を無断で複製する行為（コピー，スキャン，デジタルデータ化など）は，著作権法上の限られた例外（私的使用のための複製）を除き禁じられています．また私的使用に該当する場合でも，請負業者等の第三者に依頼して上記の行為を行うことは違法となります．

JCOPY ＜出版者著作権管理機構　委託出版物＞
本書を複製される場合は，そのつど事前に出版者著作権管理機構（Tel 03-5244-5088，Fax 03-5244-5089，e-mail：info@jcopy.or.jp）の許諾を得てください．

写真とイラストで理解を深める
スタートアップ ペリオドントロジー

2025年2月26日　第1版第1刷発行　　　　　　＜検印省略＞

編著者　髙山忠裕／佐藤秀一
発行者　髙津征男

発行所　株式会社 ヒョーロン・パブリッシャーズ

〒162-0041　東京都新宿区早稲田鶴巻町 531-5　OKADO ビル
TEL 03-6709-6771　振替 00140-9-194974
URL：https://www.hyoron.co.jp　E-mail：edit@hyoron.co.jp

印刷・製本：マツモト

©TAKAYAMA Tadahiro et al, 2025 Printed in Japan
ISBN978-4-86432-087-0　C3047
落丁・乱丁本は書店または本社にてお取り替えいたします．